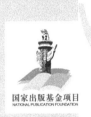

国家出版基金项目
NATIONAL PUBLICATION FOUNDATION

『十三五』国家重点出版物出版规划项目

国家出版基金资助项目

土单验方卷 4（中）

新 中 国
地方中草药
文 献 研 究
（1949—1979年）

张瑞贤 张 卫
刘更生 蒋力生

主编

SPN
南方出版传媒 广东科技出版社
北京科学技术出版社

目 录

单方验方选编

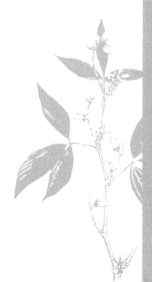

提　要

通化地区卫生局、通化地区科技局编。

1970 年 12 月出版。64 开本。共 242 页，其中目录 7 页，正文 223 页，插页 11 页，说明 1 页。纸质封面，平装本。

本书首先介绍了内科、妇科、儿科、外科、五官科常见疾病的单验方，按主治、处方、用法等项对每个方剂进行简要说明；其次介绍了一些草药针剂，按组成、制法、用途、用法等项对每种针剂予以说明。

据书末说明可知，①书中的重量单位均以市制十进位为准，仅有个别的用公制单位。②小儿用量（除儿科以外）按 3 岁以下用 1/4，3 ~ 6 岁用 1/3，6 ~ 12 岁用 1/2 即可。③书中各方可根据不同的时间、地点及疾病的具体情况灵活加减运用。书中各方都是中等剂量（有毒、剧毒药者除外，并慎用）。④对内、外、妇、儿科中的一些常见疾病做了简要说明，其他均未加说明。⑤针剂部分，仅选几个作为例子。

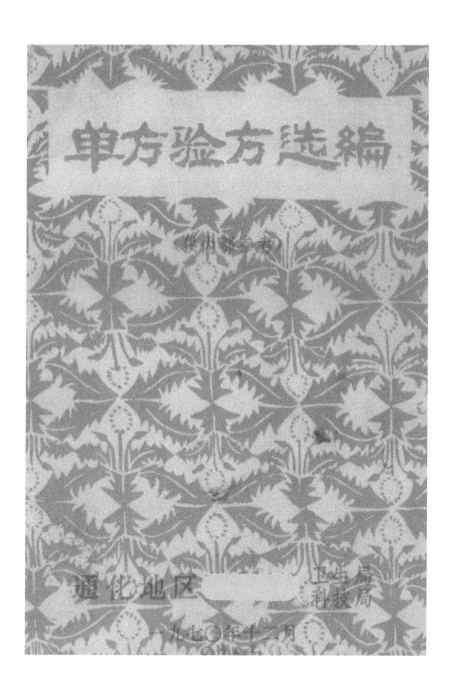

单方验方选编

（供内部参考）

通化地区 卫生局
科技局

一九七〇年十二月

目　　录

内　科

9

1949

新 中 国
地 方 中 草 药
文 献 研 究
(1949—1979年)

1979

10

妇　科

1949

新　中　国
地方中草药
文　献　研　究
(1949—1979年)

1979

12

1949

新　中　国
地方中草药
文　献　研　究
(1949—1979年)

1979

五官科

草药针剂部分

14

· 白 页 ·

内 科

感 冒

感冒是一种常见的疾病， 其主要原因，气候突变，冷热失常的情况下侵袭人体而发病。

症状：鼻塞多嚏、流涕、头痛发热，继则引起咳嗽，咽痒或疼，寒热往来，重则四肢酸疼等症。

感冒的类型，可分为风寒、风热、挟湿等几种。风寒者治宜辛湿解表，风热者治宜辛凉解表，挟湿者治宜芳香化浊，除风散湿。下列诸方大多适用于风寒感冒。

第 一 方

主治：预防感冒

处方：白术三钱、黄芪五钱、白芷二钱、

1

1949

新 中 国
地 方 中 草 药
文 献 研 究
(1949—1979年)

1979

双花三钱、菊花三钱、薄荷二钱、
甘草二钱、防风三钱

用法：共为细面，每服一钱半，白开水送
下。一日两次，饭后服。

第 二 方

主治：感冒

处方：大葱白一棵、鲜姜三片

用法：水煎服。

第 三 方

主治：感冒

处方：薄荷二钱、全退一钱、牛子二钱

用法：水煎服。

第 四 方

主治：感冒

处方：茶叶一捻、綠豆一把

用法：水煎冲红糖服下，取微汗。

第 五 方

主治：感冒

2

处方：霜打的黄瓜秧适量

用法：水煎服。

第 六 方

主治：外感发热长时间不退

处方：粉葛三钱、才胡三钱、元芩二钱、
薄荷二钱、全退二钱、丹皮三钱、
骨皮四錢、板兰根三錢、白薇二钱、
双花四錢、菊花三錢、甘草二錢

用法：水煎服。

第 七 方

主治：风寒感冒

处方：苏叶二錢、葱头三个

用法：水煎服，取微汗。

头 痛

　　头痛是一种临床常见的症状，其原因很多，一般说來可分外感头痛、内伤头

3

1949

新　中　国
地 方 中 草 药
文 献 研 究
(1949—1979年)

1979

痛，以及脑、眼、耳、鼻等疾病也可以引起头痛。以下诸方适用于一般头痛及偏头痛，其他原因引起的可辨证施治。

第 一 方

主治：偏、正头痛

处方：白芷一两、明天麻四钱

用法：共为细面，每日二次，每次一钱，白开水送下。

第 二 方

主治：慢性头痛

处方：明天麻二两

用法：加水二斤煎成一斤，一日三次，每次一盅。

第 三 方

主治：偏头痛

处方：石膏三钱、杏仁二錢、芥子二分、冰片一錢、白面一錢、山枝二錢

用法：共为细面，再加入冰片研匀，然后

4

用白酒调敷两太阳穴。

第 四 方

主治：年久头痛

处方：川乌头三钱、天南星三钱

用法：共研末，用葱汁调敷两太阳穴。

第 五 方

主治：头痛

处方：藁本三钱、细辛三钱、白芷二钱

用法：共为细面，加水调之敷于头部痛处。

第 六 方

主治：头痛

处方：白芷二钱、细辛二钱、石膏四钱、
山枝四钱、冰片少许

用法：共为细面，卤水适量调药面，敷于
头部痛处。

第 七 方

主治：脑神经痛

处方：胆草三钱、全退三钱、元参三钱、

5

1949

新 中 国
地 方 中 草 药
文 献 研 究
(1949—1979年)

1979

生地三錢、黄芩三錢、丹皮二錢、
柴胡一錢半、姜虫三錢、石膏三錢、
骨皮三錢、石斛三錢、山枝三錢、
六通三錢

用法：水煎服，一日二次。

第 八 方

主治：头痛

处方：川芎三钱、白芷三钱、荆芥三钱

用法：共为细面，一日三次，每次二钱，
茶水送下。

第 九 方

主治：阴虚头痛

处方：生赭石六钱、生龙骨六钱、生牡蛎
六钱、生白芍六钱、生龟板六钱、
山芋肉六钱、龙胆草二钱

用法：水煎服，一日二次。

第 十 方

主治：多年头痛

6

处方：熟地一两、柏仁一两、龙骨四钱、
　　　牡蛎四钱、白芍四钱、枸杞四钱、
　　　川芎二钱、胆草三钱、甘草二钱
用法：水煎服，一日二次。

第 十 一 方

主治：偏、正头痛
处方：白芷三钱、明天麻二钱
用法：共为细面，一日三次，每次一钱，
　　　引用荆芥一钱半、防风一钱半，熬
　　　水送服。
　　忌：鱼。

第 十 二 方

主治：偏头痛
处方：苍耳子三钱
用法：水煎服。

第 十 三 方

主治：头痛
处方：川芎三钱、 荆芥三钱、 白芷三钱

7

1949

新 中 国
地方中草药
文 献 研 究
(1949—1979年)

1979

用法：共为细面，每次三钱，一日三次，
茶水送下。

第 十 四 方

主治：头痛，风热引起剧烈头痛

处方：生石膏四两、细辛一两、白芷二两、
荞面二两

制法：共为细面，用烧酒加水拌匀成糊状

用法：用净布一块，将药摊在布上敷患
处，干后再换之。

第 十 五 方

主治：头痛、牙痛

处方：乳香二钱、没药二钱、川芎二钱、
生石膏二钱、雄黄二钱、火硝五钱

制法：共研细面

用法：用一分许，吸鼻中，吸四、五次。

反应：初觉刺激，少时即爽快。

第 十 六 方

主治：头痛

8

处方：生附子五钱、食盐五钱

用法：共为细面，以干净布包好药面，置于患处熨之。

第 十 七 方

主治：顽固性头痛或偏头痛

处方：白蒺藜三钱、苍耳子二钱、辛荑三钱、菊花三钱、天麻二钱、荆子二钱、白芷二钱、川芎一钱、吴芋一钱、甘草二钱、勾藤二钱

用法：水煎服。

咳嗽痰喘（气管炎、肺气肿）

咳嗽痰喘同是呼吸系统的两种不同症状，其病因大体可分内伤、外感两种；其类型则有寒、热、虚、实之分，病程又有新久之异。罹此病人，有的只咳不喘，有的只喘不咳；慢性病人大多是喘咳兼作，

9

1949
新中国
地方中草药
文献研究
(1949—1979年)
1979

夏日则轻，冬令则甚，白天较轻，夜间则重，甚则不能平卧，年久身弱体衰，丧失劳动能力，实属顽固难治之症。下列诸方可随证选用。

第 一 方

主治：气管炎

处方：暴马子皮五钱至一两

用法：水煎服。

第 二 方

主治：喘息

处方：地龙适量

用法：地龙洗净焙干研末，每服一钱至一钱半，日服两次。

第 三 方

主治：气管炎

处方：汽水一瓶、鸡蛋三个

用法：用汽水一瓶打荷包鸡蛋三个，一次吃。

10

第 四 方

主治：气管炎、哮喘

处方：贝母五两、白芨五钱、冰糖五两

用法：放泥盆蒸熟，每天空腹服两匙。

第 五 方

主治：气管炎、咳嗽

处方：蜂蜜一匙、白酒一小盅

用法：将蜂蜜倒入碗内，再将酒倒入碗内
点燃，待酒尽火熄，喝蜂蜜。

第 六 方

主治：日久咳嗽

处方：白梨一个、白糖一钱

用法：将梨切块放于白糖内蒸熟，一次服
下。

第 七 方

主治：痰喘咳嗽

处方：白梨一个、莱菔子三钱

用法：共捣烂，加蜂蜜一两，开白水冲服。

11

1949

新 中 国
地 方 中 草 药
文 献 研 究
(1949—1979年)

1979

第 八 方

主治：慢性气管炎

处方：紫皮蒜一斤、贝母五錢、白糖五两

制法：先将蒜煮成泥状， 再加贝母和白
糖，煮几个开即可

用法：每日两次，每次服二钱。

第 九 方

主治：气管炎及哮喘

处方：五味子一钱、红皮鸡蛋七个

制法：五味子加水，浸泡鸡蛋十天，待蛋
壳变软为度，再将五味子去渣，加
白糖一两

用法：连汤一次服下，如感到恶心，可分
二 三次服用，小儿酌减。

第 十 方

主治：哮喘

处方：鸡蛋一个、蚯蚓一条

用法：将鸡蛋打一小孔，将蚯蚓装入，一

12

天后烧熟服，日一次，不愈再服。

第 十 一 方

主治：肺气肿

处方：鲜猪苦胆七个、黄豆适量

用法：鲜猪苦胆七个装入黄豆，浸七天后
取黄豆焙干，每次服十二粒，日两
次。

第 十 二 方

主治：喘息症

处方：蜂蜜半斤、大蒜半斤

制法：大蒜捣泥状，加入蜂蜜，放入罐中
封口，待发酵后用之。

用法：每日三次，每次一匙。

第 十 三 方

主治：多年咳喘

处方：核桃仁二个、苏子五钱

用法：共研面，加冰糖少许，冲水一碗，
蒸熟服下，一日两次。

13

1949

新 中 国
地 方 中 草 药
文 献 研 究
(1949—1979年)

1979

第 十 四 方

主治：咳喘痰中带血

处方：大柿饼一个、青黛一钱

用法：将大柿饼籽去掉后，再把青黛装进去，用火蒸熟，每日一次，睡前吃下，连吃两周。

第 十 五 方

主治：气喘咳嗽

处方：杏仁一钱、冰糖一钱

用法：共为细面，每日三次，每次半钱～一钱，白开水送下。

第 十 六 方

主治：肺气肿

处方：鲫鱼一斤去内脏、高粱醋一斤

用法：炖熟吃。

第 十 七 方

主治：气管炎、咳嗽、咯血

处方：白果二两、白糖四两，共研细末

14

用法：分七次口服，每早一次冲红皮鸡蛋
　　　一个。

第 十 八 方

主治：肺热喘咳

处方：芨芨草（蒸菜）一把

用法：水煎常服。

第 十 九 方

主治：痰多咳嗽

处方：双皮三钱、杏仁三钱

用法：水煎服。

第 二 十 方

主治：风寒喘咳

处方：麻黄、海浮石、生侧柏、乌梅各等份

用法：水煎服，早晚两次。

第二十一方

主治：痰喘

处方：白果仁四钱、苏子三钱、葶苈子二
　　　钱、杏仁三钱、海石四钱、清夏三钱、

15

1949

新 中 国
地 方 中 草 药
文 献 研 究
(1949—1979年)

1979

橘红三钱、炙双皮四钱、贝母二钱

用法：水煎服。

第二十二方

主治：气喘

处方：蛇蜕一条（用生剥的最好）

制法：用剪刀将蛇蜕剪成小节，每节约寸余，用香油炸微焦（切勿过焦，以免失去药性）

用法：白开水送服，一次服完，须吃十几条，每日一次。

第二十三方

主治：咳嗽痰喘、气短不得卧

处方：炒知母八钱、阿胶珠八钱、冬花八钱、五味八钱、桔梗三钱、人参一钱、陈皮二钱、斗令二钱、炙麻黄二钱、复花二钱、葶苈一钱、杏仁三钱、姜夏三钱、甘草三钱

制法：共研细末，炼蜜为丸，二钱重

16

用法：**每服一丸，**引**用生姜三片，大枣三**
枚，**乌梅三个，**煎汤冲服。

注：轻症，每日一次，晚上临卧时或黎
明时服，重症，每日早晚各服一次。

第二十四方

主治：长期咳嗽、气短痰多

处方：白梨三个、 苹果一个、 大枣十五
枚、冰糖五钱、贝母面三钱

制法：先将白梨、苹果切成小瓣，大枣去
核，入铝锅内煮熟（水可多一点，
勿干），加入冰糖待化，再将贝母
面掺入和匀即可

用法：每早晚可频服其汤、果，连续服用
可逐渐收效。（此为一日量）

第二十五方

主治：寒喘、吐白沫状稀痰

处方：炙麻黄二钱、 杏仁三钱、 桂枝二
钱、干姜一钱半、白芍三钱、细辛

17

1949

新　中　国
地方中草药
文　献　研　究
(1949—1979年)

1979

一钱、五味一钱、甘草二钱

用法：水煎服。

第二十六方

主治：气喘哮吼

处方：明矾一两、干瓜蒌二个、萝卜数枚

制法：把明矾置在铁器内烧至按之成末为度，将瓜蒌放炭火中烧成灰，与烧枯之明矾合一起研细面，放碗内

用法：将萝卜数枚蒸熟，然后沾药末吃，每次二、三个萝卜，以药末服完为止（在发病期间吃）。

第二十七方

主治：老年哮喘

处方：鲜白梨一个、贝母二钱、白糖一两

制法：将贝母研细面，装入梨内，加热蒸熟

用法：匀二次服，一日量，连服一个月。

18

第二十八方

主法：多年咳嗽、胸痛气短

处方：大瓜蒌一个、炒杏仁五十粒、冰糖二钱

用法：将瓜蒌挖一个孔，把杏仁塞入封好，然后用黄泥包裹，置于炭火中烧至烟尽，取出冷后去泥，加冰糖研成细面，每天早、晚各服一次，每次服二钱，用灯心草煎汤送下。

第二十九方

主治：慢性气管炎及哮喘

处方：白芨二钱、白果二钱、平贝一钱、杏仁一钱

制法：共为细末，加入白糖一两，拌匀

用法：一日两次，每次一钱～二钱，白开水送下，连服三周。

第三十方

主治：慢性气管炎及小儿百日咳

1949

新　中　国
地 方 中 草 药
文 献 研 究
(1949—1979年)

1979

处方：**百部四钱、川贝三钱、沙参二钱、天冬三钱、 冬虫草三钱、 半夏二钱、黄莲三钱、冰片半钱、紫苑二钱、苏子三钱**

用法：共为细面，成人每日三次，每次半钱～一钱，白开水送下，小儿酌减。

第三十一方

主治：咳嗽胁痛

处方：**麻黄三钱、杏仁三钱、双皮三钱、生石膏四钱、 花粉三钱、 桔梗三钱、娄皮三钱、斗令二钱、寸冬二钱、黑参二钱、甘草一钱半**

用法：水煎服，一日两次。

第三十二方

主治：咳嗽痰喘

处方：**麻黄二钱、杏仁二钱、紫苑二钱、冬花二钱、苏子一钱半、姜朴一钱半、清夏二钱、白果一钱半、川贝**

20

一钱半、陈皮二钱、甘草一钱半

用法：水煎服，一日两次。

第三十三方

主治：咳嗽气短、痰稠不利

处方：芭叶二钱、川贝二钱、苏子二钱、
知母二钱、杏仁二钱、冬花二钱、
海浮石二钱、寸冬二钱、五味一钱、
细辛半钱、甘草一钱、鲜姜一钱

用法：水煎服，一日两次。

第二十四方

主治：寒喘咳嗽

处方：大萝卜一个、胡椒一两、白糖四两

用法：大萝卜切块炖，加胡椒、白糖吃，
吃多少随意。

21

1949
新 中 国
地 方 中 草 药
文 献 研 究
(1949—1979年)
1979

肺 结 核

肺结核中医叫"肺痨症"，发病原因不外内外两因。外因是指痨虫传染，内因是指气血虚弱，二者又互相为病，不能分离。

症状：咳嗽胸痛，重则咳血、咯血，午后发烧，夜间盗汗，并有全身无力，精神不振，消化不好，体质逐渐消瘦，妇女可出现月经不调或经闭。

第 一 方

主治：自汗、盗汗

处方：黄芪一两、牡蛎一两、五味一钱、酸枣仁三钱、麻黄根三钱、生地四钱、元柏二钱、泽泻三钱、浮小麦一两

用法：水煎服。

注：本方适用慢性消耗性疾病之盗汗、自汗症。

22

第 二 方

主治：肺虚火盛、咳痰带血

处方：百合四钱、白芨三钱、沙参三钱、

石斛三钱、玉竹四钱、知母二钱、

贝母二钱、五味一钱、二冬六钱、

紫苑三钱、生地三钱、丹皮三钱

用法：水煎服。

第 三 方

主治：肺结核、痰中带血

处方：白芨二钱、白蔹二钱

用法：共为细面，每次一钱，拌波菜吃。

第 四 方

主治：自汗、盗汗、腹泻

处方：五倍子适量

用法：研细面，调蜂蜜为泥，睡前放脐窝

内固定，轻者一宿，重者二～三宿。

第 五 方

主治：肺伤咳血

23

1949
新 中 国
地 方 中 草 药
文 献 研 究
(1949—1979年)
1979

处方：豆油四两、山核桃二十多个、鸡蛋三、四个

制法：先将豆油炼开，之后将山核桃仁炸熟，冲拌已经搅好的鸡蛋

用法：一次服下，一日一次，可连服数日。

第 六 方

主治：肺伤咳血

处方：猪板油四两、白糖四两、鸡蛋四个

用法：先将猪板油剁碎，放入锅内炼开，将鸡蛋打开，拌以白糖搅之，然后放在锅内搅拌，放温后炖服，可服多次。

第 七 方

主治：劳伤吐血

处方：贝母六钱、白芨一钱半

用法：共为细面，分十次服，每日二次，服药的同时加糖六钱、冲鸡蛋两个。

第 八 方

主治：肺结核

24

处方：白芨四钱、百部四钱、牡蛎四钱、
　　　甲珠四钱、川贝四钱、紫草四钱

用法：共为细面，每日三次，每次一钱，
　　　白开水送下。

第 九 方

主治：肺结核、咳血

处方：百合三钱、川贝二钱、三七一钱

用法：共为细面，分三次服，一日三次，
　　　白开水送下。

第 十 方

主治：肺结核咳血

处方：白矾四钱、儿茶五钱、三七二钱、
　　　海浮石五钱

用法：共为细面，加冰糖适量，每日三
　　　次，每次五分，白开水送下。

第 十 一 方

主治：肺结核

处方：癞蛤蟆一个、鸡蛋一个

25

1949

新 中 国
地方中草药
文 献 研 究
(1949—1979年)

1979

用法：将蛤蟆内脏剖除，再把鸡蛋塞进腹内，用黄泥包裹，加火烧熟去泥及癞蛤蟆取出鸡蛋一次服下。

肺　痛

主治：肺痛。咳黄綠色脓痰或带血，呼吸困难，胸胁疼痛，发热烦躁，口渴等。

处方：薏苡仁八两、檳榔一两

制法：共为粗末，加适量蜂蜜调成糊状，置锅内蒸熟

用法：每服一至二两，白开水送服，每日服三次，儿童用量酌减。

胃　痛

胃痛俗称"心口痛"，其病因有因忧思脑怒肝气不舒，模逆犯胃，有因脾不

26

健运，胃失和降所致。临床可辨证使用下列方剂。

第 一 方

主治：恶心吞酸

处方：核桃仁一两

用法：嚼烂姜汤送下。

第 二 方

主治：胃痛

处方：香油、蜂蜜各一盅

用法：混合做一次服下。

第 三 方

主治：胃寒作痛

处方：胡椒十个、鸡蛋二个

用法：将胡椒为面，煎鸡蛋吃。

第 四 方

主治：胃寒痛

处方：荔枝核一钱、公丁香七分、细辛五分

用法：研细末，每服半钱，日两次。

27

1949

新 中 国
地 方 中 草 药
文 献 研 究
(1949—1979年)

1979

第 五 方

主治：寒性胃痛

处方：良姜一两、香附一两半、白芍一两、
官桂一两

制法：共为细面，加重曹二两，混合搅拌

用法：每日三次，每次服一钱，白开水送下。

第 六 方

主治：胃寒痛

处方：元胡一两、吴芋一两、木香一两、
丁香三钱

用法：共为细面，蜜丸二钱重，每服一丸，
日二次，生姜水送下。

第 七 方

主治：胃痛

处方：醋元胡三钱、 没药三錢、 生姜三
錢、红糖五錢

用法：前三味加水一斤，煎二十至三十分
钟，取汁加入红糖溶化后，分三次

28

服用，一日二次，开白水送下。

第 八 方

主治：胃痛

处方：木香三钱、五灵脂三钱、元胡三钱

用法：共为细面，每次服二钱，元酒温服，
每三小时服一次。

注：适用于胸满气郁两胁痛。

第 九 方

主治：胃痛、胸中痞闷

处方：凤眼草二两

用法：炒焦研末，每次二钱，黄酒送下，
每日两次。

第 十 方

主治：脾胃虚寒、胃部胀满、疼痛不适

处方：大枣一斤、生姜四两切片

用法：一同煮熟，每日三次，每次吃大枣
十枚、姜一、二片兼饮原汤，饭前、
后食均可。

29

1949

新　中　国
地 方 中 草 药
文 献 研 究
(1949—1979年)

1979

第 十 一 方

主治：胃脘满闷、呕逆作痛

处方：鸡内金六钱、焦白朮五钱、赭石五
　　　钱、乳香四钱、没药四钱、生桃仁
　　　二钱、丹参四钱

用法：水煎服，一日三次。

第 十 二 方

主治：肝胃气痛、寒热郁结

处方：香附三钱、川芎二钱、炮姜一钱半、
　　　柴胡三钱、陈皮三钱、苍朮三钱、
　　　焦山枝三钱、川连一钱半、生白芍
　　　三钱、 枳壳三钱、 沉香一钱半、
　　　甘草一钱半、清夏三钱

用法：水煎服，一日三次。

第 十 三 方

主治：肝郁胃寒作痛

处方：川朴三钱、枳壳三钱、香附四钱、
　　　草叩二钱、甘松三钱、佛手三钱、

30

香元三钱、良姜二钱、内金二钱、

木香二钱、苏梗三钱、陈皮三钱

用法：加生姜五片，水煎服。

注：本方适用于肝胃失和、寒凝气滞之

胃痛症。

第 十 四 方

主治：胃寒作痛

处方：良姜二钱、官桂一钱半、益智一钱半、

砂仁一钱半、木香一钱、香附三钱、

姜朴二钱、陈皮三钱、茴香一钱半、

当归二钱、元胡二钱、炙甘草一钱半

用法：水煎服，一日二次。

胃溃疡及十二指肠溃疡

第 一 方

主治：胃溃疡

处方：蒲公英根一两

31

1949

新 中 国
地 方 中 草 药
文 献 研 究
(1949—1979年)

1979

用法：公英根洗净晒干，研成细面，每日
　　　三次，每次五分，连服二、三周，
　　　白开水送下。

第 二 方

主治：胃溃疡

处方：鸡蛋皮二两炒黄

用法：研细面，一日二次，每次一钱，用
　　　蜂蜜为引。

第 三 方

主治：胃溃疡

处方：豆油、蜂蜜各一斤

用法：豆油先熬几个开，然后入蜜搅拌，
　　　每日三次，每次服一匙。

第 四 方

主治：胃溃疡

处方：枯矾三钱、儿茶三钱、蜂蜜八两
　　　（另一方加重曹三钱）

用法：枯矾、儿茶为细面，拌蜂蜜，一日

32

二次，每次一茶匙。

第 五 方

主治：胃溃疡、胃酸过多

处方：海螵蛸二两、大贝八钱、甘草一钱

用法：共为细面，每日三次，每次服一钱，
白开水送下。

第 六 方

主治：胃炎、胃溃疡

处方：儿茶一钱、牡蛎一钱、草叩一钱

用法：共为细面，一日三次，每次服半钱，
白开水送下。

第 七 方

主治：胃及十二指肠溃疡

处方：大贝六钱、三七五钱、元胡五钱、
内金四钱、 白芨六钱、 海螵蛸二
两、赤石脂六钱、儿茶三钱

用法：共研细面，每日三次，每次一钱，
白开水送下。

33

1949

新中国
地方中草药
文献研究
(1949—1979年)

1979

第 八 方

主治：胃溃疡

处方：焦术三钱、枳实三钱、三仙六钱、
莱菔三钱、苍术五钱、茯苓三钱、
清夏三钱、姜朴二钱、陈皮三钱、
甘草一钱半

用法：水煎服，一日三次。

第 九 方

主治：胃溃疡

处方：党参三钱、 炙元芪三钱、 当归二
钱、酒白芍二钱、公英三钱、炙甘
草四钱、元胡二钱、茯苓皮四钱、
白芨二钱

用法：水煎服，一日二次。

第 十 方

主治：胃溃疡

处方：豆油一斤、白糖一斤

用法：豆油熬开加入白糖成膏。 每日三

34

次，每次二——三匙。

第 十 一 方

主治：胃痛烧心、吐酸水

处方：海蛸二两、大贝一两、乳香五钱、
　　　没药五钱、砂仁三钱、子叩三钱

用法：共为细末，每饭后半小时服一钱，
　　　白开水送下。

禁忌：酸、辣、生、冷

　注：本方适用于消化道溃疡之吐酸作痛。

呕吐、吐泻

　　呕吐、吐泻的原因很多，总之是胃肠
道疾患引起的为多数。中医认为呕吐和吐
泻兼作，致病原因是胃气不降，气逆于上
则呕吐，土失健运脾气逆则泻。在治疗上
应分为虚、实、寒、热辨证用药，方能收
到满意效果。

35

1949

新 中 国
地 方 中 草 药
文 献 研 究
(1949—1979年)

1979

第 一 方

主治：呕吐

处方：生姜三钱、半夏三钱

用法：水煎服。

第 二 方

主治：吐泻

处方：扁豆二钱、火香二钱

用法：水煎服。

第 三 方

主治：呃逆不止

处方：生姜捣汁一盅，加蜂蜜一匙

用法：温热服之。

第 四 方

主治：恶心、吐酸水

处方：生姜一小块

用法：嚼碎吞下。

第 五 方

主治：呕吐下泻

36

处方：枯矾二钱

用法：研成细面，每日三次，每次一分，白开水送下。

第 六 方

主治：吐泻

处方：陈皮五钱、火香五钱

用法：水煎服。

第 七 方

主治：吐泻

处方：茯苓一钱、赭石一钱

用法：共为细面，分为两次服，白开水送下。

第 八 方

主治：胃寒呃逆

处方：良姜二钱、官桂二钱、公丁香二钱、紫叩二钱

用法：共为细面，一日二次，每次一钱，白开水送下。

37

1949

新 中 国
地方中草药
文 献 研 究
(1949—1979年)

1979

第 九 方

主治：胃热吐酸水

处方：紫叩三钱、连召三钱、黄莲一钱、
赭石六钱、海螵蛸三钱

用法：共为细面，每次一钱，一日三次，
白开水送下。

第 十 方

主治：呕吐反胃

处方：灶心土（鸭蛋大一块）、赭石五钱、
陈皮五钱、火香三钱、清夏三钱、
竹茹三钱、炙芭叶三钱、芦根三钱
（鲜者最好）、鲜姜七片为引

用法：水煎频服。

注：本方适用于胃气上逆呕吐不止者。

第 十 一 方

主治：呕吐（闻药即吐，百药不效）

处方：灶心土

制方：水法为丸

38

用法：塞两鼻孔其吐止。

腹　泻

　　腹泻俗称"泻肚"，得病原因主要是内伤生冷，外受寒湿，饮食过度，湿热积滞，损伤脾胃，消化失调，以致腹泻。

　　症状：是指大便次数增多，粪便稀薄或便清水，但无脓血。如有脓血者即属下痢，不属本病范围。

第 一 方

主治：水泻

处方：焦白术一两、车前子五钱

用法：水煎服，一日三次。

第 二 方

主治：腹痛腹泻

处方：黄瓜秧适量

用法：水煎服，一日三次。

39

1949

新 中 国
地方中草药
文 献 研 究
(1949—1979年)

1979

第 三 方

主治：腹痛腹泻

处方：列当（兔子拐棍草）适量

用法：水煎洗腿。

第 四 方

主治：肠炎腹泻

处方：红姑娘根适量

用法：水煎服。

第 五 方

主治：急性肠炎

处方：老贯筋一两

用法：水煎浓汁服之。

第 六 方

主治：泄泻不止

处方：大蒜须三钱、银珠五分

用法：捣乱敷脐内。

第 七 方

主治：腹泻

40

处方：白矾少许

用法：白矾研成细面， 将鸭蛋煮熟蘸白
矾面吃， 每日吃两次， 每次吃一
个。

第 八 方

主治：脾虚作泻

处方：党参二钱、大枣六个

用法：水煎服。

第 九 方

主治：虚寒久泻

处方：桂枝二钱、云苓三钱、白尤三钱、
細辛一钱、五味二钱、干姜二钱、
甘草二钱、附子一钱

用法：水煎服，一日二次。

第 十 方

主治：水泻

处方：玉米棒烧存性

用法：研細面，每日三次，每次一钱，白

1949

新 中 国
地 方 中 草 药
文 献 研 究
(1949—1979年)

1979

开水送下。

第 十 一 方

主治：久泻不止

处方：白矾面、老醋、白面各等份

用法：将上药合匀，敷于涌泉穴。

第 十 二 方

主治：五更肾泄

处方：附子三钱、干姜一钱半、川椒一钱
　　　半、炙草三钱、山药八钱、山芋三
　　　钱、茯苓四钱、泽夕三钱、丹皮三
　　　钱、焦白朮三钱

用法：水煎服，一日三次。

第 十 三 方

主治：水泻

处方：焦山楂三两、白沙糖五两

用法：焦山楂压成细面，后将白沙糖混合
　　　一起，每次服一钱——二钱，一日
　　　二次。

42

第 十 四 方

主治：水泻不止

处方：柞树皮一两、鸡蛋二个

用法：将柞树皮煎水煮鸡蛋吃，然后再用
柞树皮水洗腿。

第 十 五 方

主治：肠炎腹泻

处方：黄柏六钱

用法：研成细面，每次一、二钱，白开水
送下。

第 十 六 方

主治：肠炎腹泻

处方：红皮蒜五钱、红糖四钱

用法：煮熟服之。

第 十 七 方

主治：肠结核、慢性肠炎

处方：吴芋二钱、故纸三钱、肉叩三钱、
莲肉三钱、山药四钱、芡实四钱、

1949
新 中 国
地 方 中 草 药
文 献 研 究
(1949—1979年)
1979

金英子三钱、苡米五钱、益智三钱、
党参四钱、焦白术三钱

用法：水煎服。

注：本方适用于肾阳不足、脾失健运、
五更作泻，迁延不愈之虚寒症。

痢　疾

痢疾俗称"拉脓血"，多发生在夏秋间
湿热之令，是一种常见的疾病，感受暑、
热、湿三气，多由于天之暑热下降，地之
湿热上蒸，贪食生冷，脾胃之气失运，清
气不升、脾气下陷而成。

症状：多先腹泻二、三次，继之逐渐
便或白或红或红白相兼，重则腹痛（里急
后重）。

第 一 方

主治：脓血便

44

处方：鸦旦子二十个、元肉五钱

用法：每一钱元肉包五个鸦旦子仁，白开
水送下。

第 二 方

主治：脓血便

处方：炒椿皮半钱、汗三七二分

用法：共为细面，一次服下，每日二次，
连服七天。

第 三 方

主治：红白痢疾

处方：金银花五两

制法：炒枯为末

用法：每日三次，每次五钱，白糖水空腹
送下。

第 四 方

主治：赤白痢疾

处方：生车前子一两、炒车前子一两、生
山楂一两、山楂炭一两

45

1949

新 中 国
地方中草药
文 献 研 究
(1949—1979年)

1979

用法：共为细面，一日二次，每次五钱，
　　　糖水送下。

第 五 方

主治：红白痢疾

处方：山楂炭五两

用法：共研细面，一日二次，一次八钱，
　　　小儿酌减。糖水为引。

第 六 方

主治：痢疾

处方：稀莶草五钱、石榴皮三钱

用法：水煎服，一日二次。

第 七 方

主治：痢疾

处方：杨树皮一两、红糖三钱

用法：水煎服，一日三次。

第 八 方

主治：痢疾

处方：黄柏一两、野玫瑰根一两

46

用法：水煎服，一日三次。

第 九 方

主治：湿热性痢疾

处方：白头翁四钱、马齿苋三钱、莱菔子
　　　三钱

用法：水煎服，一日二次。

第 十 方

主治：痢疾

处方：马齿苋一两、苦参三钱

用法：水煎服，一日二次。

第 十 一 方

主治：泻痢便血

处方：炒椿皮一两、炒槐花一两

用法：共研成面，一日三次，每次一钱，
　　　白开水送下。

第 十 二 方

主治：痢疾

处方：苦参三钱、车前子三钱、茶叶一钱

1949
新中国
地方中草药
文献研究
(1949—1979年)
1979

用法：水煎服，一日三次。

第 十 三 方

主治：赤白痢疾

处方：红枣一个、白矾少许

用法：红枣去核，将白矾放入枣内，用瓦
　　　焙干为细面，一次服下，一日二
　　　次。

第 十 四 方

主治：痢疾

处方：元肉五钱、乌梅三钱、米壳三钱、
　　　焦楂五钱

用法：将前药煎开三十分钟，然后去渣，
　　　投入红白糖各三钱，共匀三次服用，
　　　一日二次，白开水送。

第 十 五 方

主治：血痢

处方：白头翁一钱半、黄莲一钱半、黄柏
　　　一钱半、秦皮一钱半

48

用法：水煎服，一日三次。

第 十 六 方

主治：赤白痢疾

处方：独头蒜一个

用法：将蒜捣碎加水一碗，浸三小时，过
滤后加红糖一两，空心一次服。

第 十 七 方

主治：痢疾（热痢）

处方：白头翁三钱、红糖三钱

用法：水煎取汁，然后放入红糖溶化后一
次服下。

第 十 八 方

主治：热痢

处方：黄柏二钱、秦皮二钱、白头翁三钱

用法：共为细面，一日三次，每次一钱，
白开水送下。

第 十 九 方

主治：赤白痢疾、里急后重

49

1949

新 中 国
地 方 中 草 药
文 献 研 究
(1949—1979年)

1979

处方：白芍一两、当归五钱、焦楂六钱、
莱菔五钱、生姜二钱、甘草二钱

用法：水煎服，一日二次。

第 二 十 方

主治：水泻、痢疾、里急后重

处方：当归二钱、白芍二钱、莱菔二钱、
枳壳二钱、车前子三钱、槟榔三钱、
甘草二钱

用法：水煎服，一日三次。

第二十一方

主治：赤痢、疫痢

处方：乌梅五两

用法：乌梅加水二斤，熬剩一斤，去渣再
熬成膏，做成一钱重丸，一日三
次，每次一丸，白开水送下。

第二十二方

主治：血痢

处方：当归三钱、白芍四钱、槟榔一钱半、

50

元胡二钱、黄莲二钱、木香一钱、
枳壳二钱、吴芋半钱、厚朴二钱

用法：水煎服，一日三次。

第二十三方

主治：红白痢疾

处方：洋铁叶籽二两

用法：水煎，分三次服。

黄　疸

黄疸的病因是时邪外袭，郁而不达以致湿热蕴结于脾胃，既不能通过小肠而下泻，又不能通过汗液而解散，于是湿得热而益深，热因湿而愈盛。由脾胃而熏蒸于肝胆，致胆液外泻，侵入肌肤，发生黄疸。下列诸方可随证选用。

第 一 方

主治：急性黄疸性肝炎

51

1949
新 中 国
地方中草药
文 献 研 究
(1949—1979年)
1979

处方：猪胆汁三个

制法：先将胆汁烘干为细面，再用等量的
　　　蜂蜜为丸

用法：每日三次，每次一至二钱。

第 二 方

主治：急性黄疸

处方：香瓜蒂三个

制法：将瓜蒂焙黄，研成细面

用法：瓜蒂面少许，吹入鼻孔内，令病人
　　　头稍低下，使黄水从鼻孔流出，一
　　　日三次。

第 三 方

主治：黄疸性肝炎

处方：胆草四钱、枳实三钱、郁金三钱、
　　　川连一钱、青皮三钱、元胡四钱、
　　　砂仁二钱、香附四钱、木香二钱、
　　　茵陈五钱、焦山枝三钱、草果仁三钱

用法：水煎服，一日二次。

52

第 四 方

主治：黄疸

处方：茵陈一两、红花三钱、泽夕三钱、
桃仁四钱、苡米四钱、猪苓三钱、
柿蒂三钱、炙草二钱、桔红三钱

用法：水煎服。

第 五 方

主治：肝炎

处方：胆汁（猪牛均可）、綠豆面适量为丸

用法：每日一次，每次三钱，白开水送下。

第 六 方

主治：黄疸性慢性肝炎

处方：当归一两、茵陈一两、郁金一两、
枳实一两、败酱三两

制法：共为细面，水法为丸，梧桐子大

用法：一日一次，每次二十丸。

第 七 方

主治：急、慢性黄疸性肝炎

53

1949

新 中 国
地方中草药
文 献 研 究
(1949—1979年)

1979

处方：金明草五钱

用法：水煎服，一日三次，连服二个月。

第 八 方

主治：黄疸性肝炎

处方：玉米雄花二两

用法：水煎徐徐服下，每日一次。

肝　炎

肝炎是现代医学的一种病名，可分黄疸型和无黄疸型两种，这里是指无黄疸型肝炎而言。就其症状表现类属中医的胁痛范畴。但有许多疾病皆可引起胁痛，这里是指肝炎而引起的胁痛，即中医所谓肝郁气滞，木失条达所致者。临床可选用下列诸方。

第 一 方

主治：痰结气滞、胸胁或肝区作疼

54

处方：瓜娄五钱、雄白二钱、玉金三钱、
　　　枳壳三钱、白芍四钱、柴胡三钱、
　　　桔梗三钱、青皮三钱、芥子一钱、
　　　甘草二钱

用法：水煎服。

第 二 方

主治：慢性肝炎

处方：板兰根三钱、柴胡三钱、白芍五钱、
　　　玉金三钱、枳壳三钱、姜黄二钱、
　　　元胡四钱、丹参五钱、茜草四钱、
　　　文朮二钱、佛手三钱、甘草二钱

用法：水煎服。

第 三 方

主治：肝炎

处方：黑矾二两、大枣二个、荞面二两、
　　　蜂蜜二两、家核桃二两

用法：共为细面，蜜调四十丸，每日二

1949
新 中 国
地 方 中 草 药
文 献 研 究
(1949—1979年)
1979

次，每次一丸，白开水送下。

第 四 方

主治：肝郁气滞、腹胀胁痛

处方：木香一钱半、柴胡三钱、内金三钱、
沉香二钱、三仙九钱、焦榔三钱

用法：共为细面，一日三次，每次二钱，
白开水送下。

第 五 方

主治：肝郁脾弱、胸胁胀满

处方：党参二钱、元芪二钱、焦白术一钱、
陈皮二钱、姜朴二钱、内金二钱、
知母三钱、白芍三钱、桂枝一钱、
川芎一钱

用法：水煎服，一日三次。

第 六 方

主治：阴水作胀、脉沉伏

处方：云苓四钱、焦术三钱、木瓜二钱、
腹皮二钱、木香一钱、草叩一钱、

56

姜朴二钱、泽夕二钱、猪苓四钱、

防己三钱、双皮二钱、陈皮二钱、

姜皮一钱、李仁二钱、桂枝一钱、

葶子二钱、砂仁一钱

用法：水煎服。

第 七 方

主治：肝实胸痛，不能转侧

处方：香附三钱、川芎二钱、玉金二钱、

降香三钱、当归三钱、砂仁二钱、

元胡二钱、陈皮二钱、柴胡三钱、

甘草二钱

用法：水煎服。

第 八 方

主治：肝硬化性腹水

处方：活鲤鱼一条、赤小豆一斤

制法：上两味洗净，鱼去鳞去内脏，然后

把鱼和赤小豆置于锅内加水四——

六斤，煮鱼熟豆烂为度

57

1949
新 中 国
地 方 中 草 药
文 献 研 究
(1949—1979年)
1979

用法：吃鱼吃豆喝汤全服。

第 九 方

主治：肝脏性水肿

处方：癞蛤蟆一个、砂仁三钱

用法：将癞蛤蟆内脏剖除，把砂仁装入其中，然后用黄泥包裹，置入火中烧，最后去泥焙干研面，一次服之。

第 十 方

主治：胸膈痞满腹胀

处方：香附三钱、白术三钱、云苓三钱、陈皮三钱、紫叩一钱半、木香二钱、枳实二钱、姜朴三钱、沉香一钱半、三仙九钱、清夏三钱、甘草一钱半。若泻者：加苍术二钱、猪苓二钱、泽夕二钱、酒芍二钱

用法：水煎服。

58

小 便 不 通

　　小便不通，又称"癃闭"，是指尿道不通畅，甚则小便点滴不下，小腹胀痛。小便不通的原因，中医认为是小肠积热，或者脾肾气虚，气化不利所致。

　　跌打损伤或手术后也可发生小便不通。

　　第 一 方

主治：小便不利及全身浮肿

处方：冬瓜皮四钱、西瓜皮四钱、白茅根四钱、赤小豆二钱

用法：水煎服，一日三次。

　　第 二 方

主治：小便不利、茎中作痛

处方：向日葵根五钱

用法：水两碗煎之，八分碗温服，日服

1949

新　中　国
地 方 中 草 药
文　献　研　究
(1949—1979年)

1979

三次。

第　三　方

主治：尿道痛

处方：金钱草一两、生甘草稍一两

用法：水煎服。

第　四　方

主治：膀胱结石及尿道感染、尿血

处方：石苇一两、金钱草二两、巨麦五钱、
　　　白茅根一两、藕节五钱、生小蓟五钱

用法：水煎服。

第　五　方

主治：因受寒引起白浊

处方：炒小茴香一两、白酒半斤

制法：将白酒及小茴香共合一处煎开去
　　　渣

用法：适量喝酒。

第　六　方

主治：小便不通

60

处方：黄柏一两、知母一两、肉桂一钱

用法：共为细面，每日两次，每次一钱，
淡盐水送下。

第 七 方

主治：尿道感染

处方：黄柏五钱、知母五钱、竹叶二钱、
木通二钱、车前子三钱、桂枝--钱

用法：水煎服，一日三次。

第 八 方

主治：下焦受寒，小便不通

处方：炒茴香一两、椒目八钱、灵仙三钱

用法：水煎服，一日二次。

淋 症

淋症，小便频数短涩，滴淋尿道刺痛，欲出未尽，少腹拘急，尿道不利者谓之淋症。

61

1949
新 中 国
地方中草药
文 献 研 究
(1949—1979年)
1979

第 一 方

主治：淋症

处方：萱草根（黄花菜根）适量

用法：水煎服。

第 二 方

主治：淋症

处方：鸡蛋一个、白矾一钱

用法：将蛋打一小孔放入白矾面，然后取
　　　纸将小孔封好，用火烧熟吃之。

第 三 方

主治：五淋

处方：双花六钱、萹蓄四钱、石韦二钱、
　　　芦巴子三钱

用法：水煎服，一日三次。

第 四 方

主治：血淋

处方：生地四钱、桃仁二钱、萹蓄二钱、
　　　当归二钱、川芎一钱、赤芍三钱、

红花二钱、巨麦二钱、花蕊石二钱

用法：水煎服，一日三次。

第 五 方

主治：小便尿血

处方：藕节三钱、蒲黄二钱、木通二钱、
滑石二钱、生地四钱、川连三钱、
酒军三钱

用法：水煎服，一日三次。

第 六 方

主治：睾丸炎

处方：双花四钱、生地二钱、公英三钱、
地丁三钱、滑石三钱、甘草一钱

用法：水煎服，一日三次。

第 七 方

主治：老年人遗尿及茎中痛

处方：生黄芪四两、生甘草一两

用法：水煎服。

1949

新 中 国
地 方 中 草 药
文 献 研 究
(1949—1979年)

1979

肾　炎

是现代医学一种病名，它包括在祖国医学"水肿"范畴内。中医认为水肿病与肺、脾、肾三脏有关，其主要症状为先从眼睑肿渐及颜面、四肢，或先从下肿渐及上者，或上肿甚或下肿甚，临症治疗时可参考古人"腰以下肿者当利小便，腰以上肿者当发汗"的说法。

第　一　方

主治：肾炎

处方：猪腰子二个、白胡椒七个

制法：胡椒入猪腰煮熟

用法：一日服两个。

第　二　方

主治：慢性肾炎

处方：公蛤蟆一个、猪膀胱一具

64

制法：用公蛤蟆一个放入猪膀胱内，在瓦
　　　片上焙成黄色，研成细末

用法：饭前服，每日三次，两日服完。

第 三 方

主治：肾炎

处方：坤草五两

用法：水煎服，一日两次。

　注：若有红血球者加全虫二钱、蜈蚣五
　　　条，研细面，分六次服。

第 四 方

主治：水肿

处方：香薷一斤

用法：水适量，熬后去渣，再浓缩成膏状，
　　　加入白朮面七两，作绿豆大丸，每
　　　次服十丸，白天服五次，夜间服一
　　　次，至小便利为止。

第 五 方

主治：水肿

65

1949

新 中 国
地 方 中 草 药
文 献 研 究
(1949—1979年)

1979

处方：二丑一钱半、地蝼蛄（瓦焙）二个、芥面四两

用法：二丑、蝼蛄研面和芥面打饼吃，一次吃完。

第 六 方

主治：水肿

处方：丝瓜络一个、冬瓜皮五钱、木瓜五钱、黄瓜种皮五钱、抽抽葫芦半个、西瓜皮五钱

用法：水煎服，日服二—三次。

第 七 方

主治：水肿

处方：干葫芦一个

用法：如系大葫芦，即切成小块去瓤，以适量黄酒煮一小时，去渣饮酒。如系小葫芦也切成小块入锅内，置火上焙焦，研细面，用温黄酒送服，每服三钱，服后喝点

66

白开水。

第 八 方

主治：水肿

处方：**活鲫鱼一条** （约重七至八两） 去
鳞，剖去腹脏，将黑矾煅透半钱、
茶叶三钱、 大蒜瓣七个， 共装
鱼腹内

用法：蒸熟同食，顿服。

禁忌：盐酱。

第 九 方

主治：水鼓小便不通

处方：白商陆根半钱为末，葱白二棵，洗
净捣烂

用法：和成药饼，贴肚脐上。

第 十 方

主治：水肿

处方：茅根一两、竹叶三钱

1949

新 中 国
地方中草药
文 献 研 究
(1949—1979年)

1979

用法：水煎服。

第 十 一 方

主治：水肿

处方：二丑二钱、 蝼蛄三个、 馒头一个

用法： 馒头心挖去， 将二丑 蝼 蛄 装 入
烧存性、 为细面， 分两次早晚服
下。

第 十 二 方

主治：水肿、尿闭

处方：蝼蛄二个

用法：蝼蛄焙干为末，白开水送下。

第 十 三 方

主治：水肿

处方：马蔺子适量

用法：水煎服。

第 十 四 方

主治：水肿

处方：绿豆芽四钱、西瓜皮三钱

68

用法：水煎服，一日三次。

第 十 五 方

主治：急性肾炎

处方：双花六钱、连召四钱、丹皮三钱、
山枝三钱、川连一钱、元柏二钱、
菊花六钱、甘草三钱、赤苓四钱、
泽夕三钱、双皮三钱、车前三钱、
灯心一钱

用法：水煎服，一日三次。

第 十 六 方

主治：全身浮肿

处方：鲫鱼四　五两重、黑矾五钱、红花
五钱

用法：将鱼内脏剖除，然后将二味药研成
细面，装入鱼腹内，外面再用芥面
包好，以文火烧之，最后将芥面和
鱼一齐研成细面，用黄酒冲服。

69

1949

新 中 国
地 方 中 草 药
文 献 研 究
(1949—1979年)

1979

第 十 七 方

主治：腹水

处方：生姜三钱、白面二两

用法：首先将生姜切碎，然后加入面里，做成饼，如火勺大，用油煎熟吃。

第 十 八 方

主治：水肿

处方：葫萝卜叶子一斤

用法：煮熟食之，连吃六至七天。

第 十 九 方

主治：水肿

处方：鸡蛋、葫萝卜各一个

用法：将葫萝卜切碎，煮至十～二十分钟后，再把鸡蛋打开放在一起，再继续煮至十～二十分钟。每天早、晚各服一次，连服七日。

70

痹　症

痹症，俗称之为风湿症。本病多周身骨节痛，行动困难，轻者肢体关节游走酸痛，甚者行动受限，关节肿大。其发病原因多为感受风、寒、湿三气而成。

第 一 方

主治：关节疼痛，四肢抽搐麻木

处方：木耳三钱、线麻三钱

用法：将木耳焙干， 线麻烧存性， 共合一起研成细面，每日三次，每次一钱，白开水送下。

第 二 方

主治：臂痛不能举

处方：当归六钱、大艽三钱、防风三钱、灵仙三钱、乳香三钱、没药三钱、海风藤三钱、桑枝三钱、桂枝三钱

71

1949
新 中 国
地 方 中 草 药
文 献 研 究
(1949—1979年)
1979

用法：水煎服。

第 三 方

主治：臂疼痛不能举

处方：当归四钱、麻黄三钱、川羌三钱、
　　　川芎三钱、防风三钱、乳香三钱、
　　　没药三钱、赤芍二钱、附子三钱、
　　　桂枝四钱、苡米三钱、木瓜三钱、
　　　丹参三钱、木通五钱、丝瓜络三钱

用法：水煎服，一日二次，元酒为引。

第 四 方

主治：风寒湿痹，腰腿痛

处方：当归四钱、红花三钱、桃仁三钱、
　　　桂枝三钱、贯筋四钱、年见三钱、
　　　灵仙三钱、二活六钱、寄生五钱、
　　　加皮四钱、牛夕三钱、大芄三钱

用法：水煎服，日二次。

　　注：本方适用于风寒湿侵袭引起的腰腿
及关节疼痛，男女均宜，孕妇禁用。

72

第 五 方

主治：腰疼（风湿性）

处方：当归二钱、红花二钱、牛夕二钱、
威灵仙一钱、生桃仁一钱

用法：水、黄酒各一碗煎服。

第 六 方

主治：腰痛（寒湿性）

处方：苡米一两、 山药一两、 苍尤五钱

用法：水煎服。

抽 筋

第 一 方

主治：四肢抽筋

处方：木耳三钱、枸杞三钱、线麻炭少許

用法：研为细面，黄酒冲服。

第 二 方

主治：四肢手足抽筋

1949

新 中 国
地 方 中 草 药
文 献 研 究
(1949—1979年)

1979

处方：木耳四两、 年见三钱、 地枫三钱

用法：水煎服。

第 三 方

主治：四肢手足抽筋

处方：元蘑五两、鹅蛋二个

用法：元蘑洗净蒸熟，再把蛋打开放在元
蘑内蒸熟，分两次吃完。

第 四 方

主治：四肢手足抽筋

处方：当归五钱、香附五钱、麻黄五钱、
桂枝三钱、柴胡三钱、木瓜三钱、
线麻灰四钱、木耳四钱

用法：共研细面，每日二次，每服三钱，
黄酒、红糖调服。

虫 症

虫症是指一般肠道寄生虫病。如：蛔

74

虫、蛲虫、绦虫等。

蛔 虫

因吃不清洁的生菜或手不干净而将虫卵吞入腹内。有蛔虫的小孩多食欲不佳，腹疼，鼻痒，夜间咬牙。其腹疼是时疼时止，有时肚子出现凸起包块，有时蛔虫钻入胆道内，腹疼严重。儿童有经常便蛔虫的历史。可服以下诸方。

第 一 方

主治：蛔虫

处方：乌梅一个、老姜二片、榧子十个、花生四个

用法：沙糖少许，开水冲服。

第 二 方

主治：蛔虫

处方：乌梅三钱、榔片五钱、榧子四钱、香附四钱、枳壳三钱、二丑三钱、

75

1949
新 中 国
地 方 中 草 药
文 献 研 究
(1949—1979年)
1979

纹军三钱

用法：水煎顿服。

说明：胃空反胃者分两次隔半小时服。

第 三 方

主治：蛔虫

处方：使君子一钱（去壳）、槟榔一钱、雄黄五分

用法：共研细末，用苦楝根煎汤送下，每服二钱，小儿酌减。

第 四 方

主治：蛔虫

处方：槟榔片三两、使君子四钱

用法：水煎服。

第 五 方

主治：胆道蛔虫

处方：乌梅四钱、川椒三钱、使君子三钱、雷丸三钱、大黄二钱、甘松一钱、元柏四钱、甘草五分

76

用法：先服止痛药，后煎此药服，每日一
　　　付。

第 六 方

主治：胆道蛔虫

处方：榔片一两、枳壳三钱、木香一钱、
　　　陈皮五钱

用法：水煎服。

第 七 方

主治：胆道蛔虫

处方：榔片一两、枳壳三钱、木香一钱、
　　　苦楝皮五钱

用法：水煎服。

第 八 方

主治：蛔虫性不全梗阻

处方：生大黄五钱、大米（炒香勿炒焦）
　　　三钱

制法：共研细末，调入蜂蜜二两，加温开
　　　水适量搅匀

1949
新 中 国
地方中草药
文 献 研 究
(1949—1979年)
1979

用法：每次服一匙，每小时服一次，缓缓
服之，排出蛔虫为止，服完一剂未见
排虫，可再服一剂。

第 九 方

主治：蛔虫、蛲虫

处方：榧子仁六钱、使君子六钱、蒜瓣六钱

用法：切碎水煎服， 一 日 三 次， 空 心
服。

第 十 方

主治：蛔虫、蛲虫

处方：楝皮二两、使君子一两、雷丸一两、
榔片五钱、川军五钱、二丑五钱

用法：为面， 每服二钱， 白水或糖水送
下。

第 十 一 方

主治：蛔虫

处方：苦楝皮三两

用法：水煎服。

78

第 十 二 方

主治：蛔虫、蛲虫

处方：榔片三钱、雷丸三钱

用法：为末，每服三钱。

第 十 三 方

主治：蛔虫

处方：川军三钱、二丑六钱、榔片三钱、
　　　使君子三钱、陈皮三钱

用法：为末，白水服，每次三钱。

蛲　虫

俗名叫白线虫，小儿患蛲虫症肛门发痒，夜间尤甚，食欲不佳，夜惊，失眠，可用以下诸方。

第 一 方

主治：蛲虫

处方：鹤虱末五钱

用法：白水冲服。

79

1949

新 中 国
地 方 中 草 药
文 献 研 究
(1949—1979年)

1979

第 二 方

主治：蛲虫

处方：大枣煮烂去皮核，用水银少許研为
丸

用法：纳入肛门。

第 三 方

主治：蛲虫

处方：苦楝根皮五钱至一两

用法：水煎服。

第 四 方

主治：蛲虫

处方：生苏子一两至二两

用法：一次嚼服。

第 五 方

主治：蛲虫

处方：陈醋二钱

用法：用水稀释，灌入直肠。

第 六 方

主治：蛲虫

处方：高粱醋半斤

用法：加热水两倍，晚上洗和灌肠。

第 七 方

主治：蛲虫

处方：苦参四钱

用法：煎服和熏洗肛门，一日一次。

第 八 方

主治：蛲虫

处方：蛇床子三钱、苦楝皮三钱、防风二
　　　钱、皂角六分、甘草一钱

用法：为末，蜜丸一钱重，塞入肛门。

第 九 方

主治：蛲虫

处方：百部草二钱、醋一两

用法：共泡三天，用棉球沾药涂擦肛门，
　　　每晚睡前擦一次，连续擦三天。

81

1949
新中国
地方中草药
文献研究
(1949—1979年)
1979

第 十 方

主治：蛲虫

处方：苦楝皮二两

用法：水煎灌肠（保留灌肠二十至三十分
　　　钟）。

绦　虫

　　本病多由吃了带有绦虫卵的猪、牛肉
而得。患者腹部不适，消瘦，贫血，有时
大便排出如韭菜叶宽的白色虫片。可用下
列诸方治疗。

第 一 方

主治：绦虫

处方：榔片三两、炒南瓜籽二两

用法：先吃炒南瓜籽，后服榔片熬的水二
　　　百毫升，空腹服下。

第 二 方

主治：绦虫

82

处方：南瓜籽二两、榔片二两、硫苦四钱

用法：先将南瓜籽炒熟吃仁，再服榔片煎液，半小时后服硫苦。

第 三 方

主治：绦虫

处方：榔片一两半、雷丸四钱、细辛一分

用法：水煎服。

禁忌：硬物

吐血、衄血

吐血、衄血，多数由于肺胃有热，损伤脉络而成。吐血是指胃出血，衄血是指鼻出血，二者在临床时须辨证施治，下列各方皆治标之剂，可选用。

第 一 方

主治：吐血

处方：豆油三钱（黑豆油或黄豆油均可）

83

1949

新 中 国
地 方 中 草 药
文 献 研 究
(1949—1979年)

1979

用法：每次服三钱，温暖季节生服，严冬
季节温服。

第 二 方

主治：鼻衄

处方：卷柏炭五钱、血余二钱

用法：共研细面，吹鼻内即止血。

第 三 方

主治：吐血、衄血

处方：蚕砂一两炒黑成炭

用法：每次服一钱，日服二——三次。

第 四 方

主治：牙衄

处方：生石灰研细面、白砂糖各等份

用法：上药混合均匀，取少许敷患处。

第 五 方

主治：鼻衄不止

处方：用线扎紧手中指第二骨节弯曲之
处，血立止。

84

第 六 方

主治：鼻衄

处方：白茅根五钱、芥税炭二钱、大蓟炭
三钱、小蓟炭三钱

用法：水煎服。

癌　症

第 一 方

主治：癌症

处方：地老鼠一只，去掉头、尾和四肢，
用瓦片焙干，研细末

用法：一日服三次，每次一、二克。

第 二 方

主治：牙疳、皮癌

处方：红矾、大枣适量

制法：红矾装在去核大枣内烧出青烟后，

85

1949

新 中 国
地 方 中 草 药
文 献 研 究
(1949—1979年)

1979

研成细面

用法：外用上患处。

第 三 方

主治：胃癌

处方：癞蛤蟆二十个

用法：每次用癞蛤蟆一个，加水五百克，煎
　　　成水剩二百五十克，连汤带肉一次
　　　服下，其骨头焙干研面，白开水冲
　　　服，每日一次，连服二十个。

注：请用时注意观察反应。

第 四 方

主治：胃癌

处方：猪肺管四两、 鲜藕四两 （如无鲜
　　　藕， 干藕节也可）、 旧箩底一个
　　　（面铺所用箩面之黄丝箩底）

制法：以上三味新瓦上焙干枯，研细面，
　　　用生姜一两，捣烂取汁

用法：用白砂糖一两冲服，忌食豆类一个

86

月。

第 五 方

主治：胃癌（反胃）

处方：党参六钱、天门冬四钱、生赭石轧
　　　细八钱、半夏二钱、淡苁蓉四钱、
　　　知母五钱、当归三钱、昆布三钱、
　　　三棱二钱、麦芽三钱、柿霜五钱、
　　　内金三钱

用法：水煎服，其中柿霜五钱，服药后含
　　　化徐徐嚼之。忌食辣物。

第 六 方

主治：胃癌

处方：生赭石一两、天门冬四钱、党参五
　　　钱、生山药六钱、汉三七二钱、苏
　　　土虫五个、红花二钱、桃仁三钱

用法：共研面，每日三次，每次一钱，白
　　　开水送下。

1949
新 中 国
地方中草药
文 献 研 究
(1949—1979年)
1979

眩　晕

本病是临床常见的一种疾病。眩是眼花，晕是头晕，病重时，自觉天转地动，不能站立，甚时呕吐。

根据中医辨证分虚、实、痰三个类型进行治疗。

第 一 方

主治：高血压（肝阳上亢）

处方：青葙子一两

用法：水煎两次， 煎液合并 分 三 次，一日内服完，每天一剂，连 服 两周。

第 二 方

主治：眩晕

处方：寡鸡蛋一个

用法：煅灰研末，水冲服。

88

第 三 方

主治：高血压

处方：夏枯草三两、葵花瓣一两、松花粉
　　　五钱

用法：共细面，黄酒冲服，每服五钱，日
　　　服一次。

第 四 方

主治：高血压

处方：紫叶灰菜适量

用法：水煎服。

第 五 方

主治：高血压性瘫痪症

处方：勾勾二两

用法：水煎服，早晚各一次。

阳 萎

现代医学称之性神经衰弱症。即是阳

89

1949
新 中 国
地 方 中 草 药
文 献 研 究
(1949—1979年)
1979

事不举，或临房举而不坚的一种疾病。

第 一 方

主治：阳萎

处方：阳起石一两、硫黄一两

制法：共为细面

用法：每次服半钱，用淫羊藿叶适量煎水
冲药服，每晚临睡服之。

第 二 方

主治：阳萎

处方：地龙五钱、蜂房五钱

制法：焙黄，共研细面

用法：每日睡前服二钱，白开水送下。

第 三 方

主治：肾阳不足、阳萎

处方：炙鹿边一两、 鹿茸三钱、 海马三
钱、蛤蚧一对、 人参三钱、 破故
纸三钱、寸云三钱、首乌三钱

制法：共为细面，蜜三钱重丸

90

用法：一日三次，每次服一丸，白开水送
　　　下。

第 四 方

主治：遗精、固脱

处方：五倍子二两（青盐煮、焙干）、茯
　　　苓二两

用法：共为细面，蜜丸二钱重，淡盐水送
　　　下，一日二次。

第 五 方

主治：阳萎、滑精

处方：菖蒲三钱、远志二钱、韭菜子三钱、
　　　桑蛸四钱、 锁阳四钱、 益智仁二
　　　钱、枣仁五钱、龙骨四钱、牡蛎四
　　　钱、羊藿三钱

用法：共为细面， 蜜丸三钱重， 一日三
　　　次，每次一丸，淡盐水为引。

第 六 方

主治：阳萎、肾虚腰痛、滑精

1949

新　中　国
地 方 中 草 药
文 献 研 究
(1949—1979年)

1979

处方：**熟地六钱、山芋三钱、焦尤四钱、**
　　　远志二钱、茯神二钱、党参二钱、
　　　桂南一钱半、寸云三钱、巴戟二钱、
　　　杜仲炭二钱、枸杞三钱、母丁一钱、
　　　羊藿二钱

用法：水煎服，一日二次，每次白开水送
　　　下。

疝　气

本病指小腹痛牵引睾丸或睾丸肿痛的
一种疾病。临床可酌选以下方剂。

第　一　方

主治：疝气

处方：鱼鳔一两

制法：剪成碎片，用香油炸成珠为面

用法：成年每服一两，乳儿每次服二至三
　　　分。

92

第 二 方

主治：寒疝小腹痛

处方：小茴香三钱、吴芋三钱、木香一钱
　　　半、官桂一钱半

用法：共研细面，每日二次，每次二钱，
　　　淡盐水送下。

第 三 方

主治：疝气

处方：乳香二钱、胡椒四十九个

用法：研细面，分二次，一日二次，用白酒
　　　冲服。

第 四 方

主治：疝气

处方：苍术五钱、枝核五钱、泽泻五钱、
　　　苡米五钱、桔核五钱、木香二钱、
　　　川楝子二钱、甘草二钱、乳香二钱

用法：水煎服， 一日二次， 白开 水 送
　　　下。

93

1949

新 中 国
地 方 中 草 药
文 献 研 究
(1949—1979年)

1979

第 五 方

主治：疝气睾丸肿，牵引小腹痛

处方：川楝子二钱、 桔核二钱、 枝核二钱、盐小茴一钱、木香一钱、海藻二钱、昆布二钱、元胡一钱半、菁皮二钱、乌药一钱半、吴芋一钱、乳香一钱、巴子二钱

用法：水煎服，一日三次，每次白开水送下。

癫 狂 痫

癫、狂本是俗称"精神病"的两种类型。

癫为忧郁型的，表现为"或歌或哭，或悲或泣，如醉如痴"，语无伦次，秽洁不知。

狂为兴奋型的，表现为"猖狂刚暴，

94

罵詈不避亲疏，甚则登高而歌，弃衣而走，逾垣上屋"，力大非常。

痫本是俗称"羊痫风"，表现为突然发作，昏倒不省人事，肢体抽搐，口吐涎沫，目上视，短时苏醒，复如平人。

第 一 方

主治：精神病

处方：白矾一钱、生川乌一钱、朱砂半钱

用法：共为细面，一日二次，每次三——
　　　五分，白开水送下。

第 二 方

主治：癫痫

处方：全蝎七个

用法：焙黄研面，一次服半钱，白开水送
　　　下。

第 三 方

主治：癫痫

处方：海螺一两、朱砂一钱

1949

新 中 国
地 方 中 草 药
文 献 研 究
(1949—1979年)

1979

用法：研为细面，分成二十一包，一日三次，每次一包，白开水送下，连服七——十四天。

第 四 方

主治：癫痫

处方：赤石脂一两、代赭石一两、巴豆仁（去油）一钱、杏仁四钱

用法：共为细面蜜丸，小豆粒大，每日三次，每次二粒，饭后白开水送下。如没副作用可增加到七粒为止。

第 五 方

主治：癫痫

处方：胆星三钱、全虫三钱、蝉退三钱、姜虫三钱、 天麻三钱、 白附子二钱、防风二钱、朱砂二钱、琥珀二钱

用法：共为细面，枣肉为丸，一钱重，每日二次，每次一丸，白开水送下。

96

第 六 方

主治：癫痫

处方：甘遂面二钱、 朱砂三钱、 木香一
钱、砂仁二钱、鲜猪心一个

用法：先将猪心剖开取出心内血与甘遂面
调成糊状，纳入心内，用细线扎紧，
用黄泥包裹，放于火中煨熟，去泥取
猪心和药块，以火焙干为细面，与朱
砂、木香、砂仁合匀成七包，每次
服一包，每日早晚空腹。

第 七 方

主治：精神分裂症

处方：纹军四钱、枳实二钱、厚朴三钱、
玉金三钱、香附五钱、竺黄三钱、
远志四钱、 百合五钱、 石菖蒲三
钱、青皮三钱、合欢花三钱

用法：水煎服。

注：本方适用于肝郁气滞、痰热结胸而

97

1949

新 中 国
地方中草药
文 献 研 究
(1949—1979年)

1979

致精神失常，语无伦次，啼笑痴呆，烦乱不眠等症。

第 八 方

主治：羊痫风

处方：雄黄五钱、竺黄五钱、川贝五钱、
琥珀一钱、台射一钱、胆星一两、
全虫二钱、远志五钱、甘草五钱、
勾勾五钱、桔红五钱、姜虫五钱、
川羌五钱、茯苓五钱、天麻五钱、
菖蒲五钱、全退五钱、白附子六钱

用法：共为细面，蜜丸三钱重，一日两丸，
白开水送下。

第 九 方

主治：癫症、心忙心跳、精神错乱

处方：茯苓一两、茯神一两、远志一两、
龙牙五钱、人参一两、节菖蒲五钱、
朱砂一钱半

用法：共为细面，蜜三钱丸，一日二次。

98

第 十 方

主治:痴癫、喜笑哭泣、言语无序、精神错乱

处方：玉金二钱、菖蒲三钱、胆星一钱、
竺黄二钱、生石决一两、珍朱母一
两、紫贝齿七钱、柴胡一钱、远志
一钱、菊花二钱、勾藤三钱

用法：水煎服，一日三次。

消　渴

本病以口渴引饮，多食而消瘦，小便
频数、量多或小便混浊或有甜味为特症。

第 一 方

主治：消渴

处方：鲜山药

制法：将山药蒸熟

用法：每次吃饭前先吃山药三两至四两，
然后吃饭。

99

1949
新中国
地方中草药
文献研究
(1949—1979年)
1979

第 二 方

主治：消渴（适用于饮水过多症）

处方：好白梨三至四个

用法：天天服之。

第 三 方

主治：消渴

处方：玉米须

用法：煎水当茶饮之。

忌：动物肝。

神经衰弱

本病是属于祖国医学的心、脾、肾三经虚损所致。其主要症状：心跳不安，易惊易恐，失眠多梦，头眩晕，饮食不佳，疲倦无力，腰酸软等症状。

第 一 方

主治：心肾不交、虚火上炎之眩晕、失眠

100

处方：枸杞四钱、菊花四钱、女贞子三钱、明天麻三钱、蔓荆子二钱、五味子一钱、蜜远志三钱、炒枣仁五钱、寸冬三钱、功劳叶三钱、夜交藤三钱、合欢花三钱

用法：水煎服。

注：本方适用于神经官能症，神经衰弱所引起的头晕、目眩、健忘、失眠、心悸、虚烦诸症。

第 二 方

主治：心跳、失眠、烦躁不宁

处方：莲心三钱、枯草三钱、茯神三钱、炒枣仁五钱、姜连五分、肉桂二分

用法：水煎服，每日服二次。

口眼歪斜

本病与中风的半身不遂的口眼歪斜不

101

1949

新 中 国
地 方 中 草 药
文 献 研 究
(1949—1979年)

1979

同。此多因外受风寒潮湿而得。患者睡醒后，突然发现一侧眼皮不能闭合，流泪，不能皱眉，口角向一侧歪斜，说话漏风，流口水， 食物停留在瘫痪一侧， 不能嚥下。

第 一 方

主治：口眼歪斜

处方：取芥菜籽面

用法：用蜂蜜调敷， 左歪敷右， 右歪敷左。

第 二 方

主治：口眼歪斜

处方：鳝鱼血

用法：用鳝魚血涂患侧，正则洗掉。

第 三 方

主治：口眼歪斜

处方：斑蝥一个

用法：斑蝥去足翅焙干研面，用鲜姜片撒

102

上药面，敷患处，外用胶布固定。

紫　癜

本病即指现代医学所说的血小板减少症而产生的。下方可酌情使用之。

主治： 过敏性和血小板减少性紫癜

处方： 胡麻仁四钱、苦参五钱、防风二钱、
石蒲二钱、灵仙二钱、大活一钱、
川芎二钱、全退三钱、白附子一钱、
生地三钱

用法： 水煎服。

忌： 酒、辣物，孕妇忌服。

胆 结 石

主治： 胆结石

处方： 郁金三钱、黑矾（煅）二钱、火硝

1949
新 中 国
地 方 中 草 药
文 献 研 究
(1949—1979年)
1979

二钱、芦荟一钱

制法：共研细面，猪胆汁合为丸，黄豆大

用法：每日三次，每次五粒，白开水送下。

肠 痛

主治：肠痛（阑尾炎）

处方：双花二两、连召一两、公英二两、
地丁二两、乳香三钱、没药二钱、
赤芍四钱、丹皮四钱、青皮四钱、
木香二钱、枳壳三钱、甘草四钱

用法：水煎服。

注：重者一日连服两剂（服四次），外
部配合炒大粒盐趁热熨敷患处尤
佳。

盐熨法：将大粒盐一饭碗，炒焦热，装碗
内以四、五层布包于碗口，敷于
下腹痛处（注意勿烫伤）。

104

遗　尿

第　一　方

主治：遗尿

处方：海螵蛸五两、枯矾二两

用法：共为细面，分三十次用，每日睡前
服下，连服二十天。

第　二　方

主治：小儿尿炕

处方：桑蛸一两

用法：煎水内服。

便　秘

主治：大便秘结，对习惯性便秘亦效

处方：黄豆皮四两

制法：将黄豆碾碎、取皮、洗净

用法：水煎服，每日一剂，分三～四次温
服。

1949
新 中 国
地 方 中 草 药
文 献 研 究
(1949—1979年)
1979

脚 跟 疼

主治：脚跟疼

处方：柳叶一把、杏仁三粒、枯矾二钱

用法：共捣烂敷患处。

地 方 病

地方病，是具有一定区域性的疾病，如克山病、大骨节、甲状腺肿，就是我地区的三大地方病。卤碱对于这三种病都有良好的效果，还可选用下列诸方治疗。

克 山 病

主治：潜在型克山病

处方：党参五钱、 五味子二钱、 铃兰三钱、玉竹五钱、丹参四钱

制法：共研细末，炼蜜为丸，每丸三钱重

106

用法：每日服二～三次，每次一丸，上药
　　　亦可水煎服。

大 骨 节 病

第 一 方

主治：大骨节（柳拐子病）

处方：马尿骚根皮二斤、穿地龙二斤、爬
　　　山虎一斤、贯筋二斤、洋金花半斤

用法：白酒泡之，频服。

第 二 方

主治：大骨节

处方：五加皮三钱、 独活三钱、 沙参二
　　　钱、威灵仙二钱、水红草五钱、稀莶
　　　草三钱、 穿地龙三钱、 甘草三钱

用法：水煎温服。

甲 状 腺 肿

第 一 方

主治：甲状腺肿

1949
新 中 国
地 方 中 草 药
文 献 研 究
(1949—1979年)
1979

处方：柳树叶

制法：〈湯剂〉 取 柳叶六斤加夏枯草二
两， 加四至六倍量的水浸 泡一天
后，煮沸三小时，过滤，将滤液加
热浓缩至一千毫升即可

用法：日三次，每次二十至四十毫升，饭
后服。

〈片剂〉将柳叶膏放于干燥 箱 内干
燥。干后压细面，进行打片。最好
封糖衣。

用法：半克片子，每次服二至四片，日服
三、四次，饭后服。

注：内服，有消化道溃疡者忌用。

〈膏剂〉取柳叶，粉碎，加五至六倍
量的水浸泡二十四小时后，放入锅
内，煮沸三至四小时，过滤，滤液
加热浓缩 ， 成依克度状为止即可
（为防止膏遇热熔化可加百分之十

108

至二十黄腊）。

用法：敷患处，三至五日换一次药，化脓
性疾患一至二日换一次。

〈注射液〉参考针剂部分的制取。

用法：穴位注射零点二至半毫升，或肌肉
注射，每次二毫升。

第 二 方

主治：甲状腺肿

处方：海蛸三钱、 海藻三钱、 海带三钱

制法：白酒一斤，浸泡七天

用法：早、晚食后服一次，每次一盅。

第 三 方

主治：甲状腺肿

处方：海带一两、白糖一两

制法：先将海带泡开洗净，切碎后与白糖
合于碗内加盖，放锅内蒸烂，顿服

用法：每日服二次，一个月为一疗程。

109

1949

新 中 国
地 方 中 草 药
文 献 研 究
(1949—1979年)

1979

妇 科

月 经 病

月经病是指月经的周期、 经量、 经色、经质在任何一方面，有了改变，并出现了病状而说的。常见的有经行先期，经行后期，经行先后不定期，以及月经过多或过少或者经行前后腹痛等症。下列诸方可随证选用。

第 一 方

主治：月经不調、痛经

处方：丹参三钱、元胡三钱

用法：每当月经四、五天前服，经来停止。

第 二 方

主治：月经不调、痛经

处方：坤草一两、艾叶三两

110

用法：水煎服。

第 三 方

主治：行经小腹胀痛

处方：当归三钱、川芎一钱半、酒白芍二
钱、熟地二钱、元胡二钱、莪术二
钱、香附二钱、砂仁一钱半、红花
一钱半、桃仁二钱

用法：水煎服，一日两次，白开水送下。

第 四 方

主治：经寒腹痛

处方：胡椒、鸡蛋（一、三、五均可）

用法：胡椒数以年龄为准，一岁一粒，放
入蛋内烧吃。

第 五 方

主治：痛经

处方：乌药三钱、砂仁一钱半、木香一钱
半、元胡二钱、香附三钱、焦榔三
钱、甘草一钱半

111

1949

新 中 国
地 方 中 草 药
文 献 研 究
(1949—1979年)

1979

用法：水煎服。

第 六 方

主治：痛经

处方：茜草根六钱、当归二钱

用法：水煎服，一日三次，每服一百至一百五十毫升。

第 七 方

主治：经前腹痛

处方：当归三钱、川芎二钱、元胡二钱、灵脂二钱、蒲黄二钱、香附三钱、台乌二钱、赤芍二钱、甘草二钱、盐茴二钱

用法：水煎服。

第 八 方

主治：痛经

处方：丹参四钱、坤草五钱、当归三钱、艾叶二钱、香附三钱、乌药三钱、灵脂二钱、元胡三钱、小茴二钱、

112

桂枝一钱半

用法：水煎服。

注：本方适用于胞寒血滞而引起之痛经。

崩　漏

崩漏，即不在行经期间，大量出血，或持续出血的，称为崩漏。其来势急，血流如注，忽然大下的叫崩；其势缓，血量不多，淋漓不断的叫漏。二者都是子宫出血，但其病势显然有缓急的不同，在临床上常常崩漏并称。下列方剂辨证选用。

第 一 方

主治：流血不止

处方：血见愁（红灰菜）

用法：水煎服。

第 二 方

主治：经血不止

113

1949

新 中 国
地 方 中 草 药
文 献 研 究
(1949—1979年)

1979

处方：苞米乌米一个

用法：焙干为细末，每次服二钱加红糖三钱，白开水送下。

第 三 方

主治：经漏

处方：大蓟三钱、小蓟三钱、炒蒲黄三钱

用法：水煎服。

第 四 方

主治：经漏

处方：地榆炭二钱、 阿胶一钱、 甘草半钱、大枣四钱

用法：水煎服。

第 五 方

主治：经漏

处方：党参五钱、熟地五钱、元芩五钱、炒枝子四钱、白芍四钱

用法：水煎服。

114

第 六 方

主治：血崩

处方：棕炭三钱、乌杖炭三钱

用法：为面，每次二钱，元酒送下。

第 七 方

主治：血崩

处方：芥穗炭三钱、莲房三钱

用法：为末，米湯送下，每服二钱。

第 八 方

主治：流血不止

处方：血余炭五钱、艾炭五钱

用法：水煎服。

第 九 方

主治：月经过多

处方：蒲黄炭一两、五灵脂炭一两、血余
　　　炭一两、百草霜一两

用法：为面，一日三次，每次一至二钱。

115

1949

新 中 国
地 方 中 草 药
文 献 研 究
(1949—1979年)

1979

第 十 方

主治：崩漏不止

处方：黄芪五钱、当归二钱、生地二钱、山
药三钱、焦白术三钱、杜仲炭二钱、
川断二钱、陈皮二钱、茜草二钱、海
蛸三钱、生龙骨三钱、生牡蛎三钱

用法：水煎， 汉三七二钱， 研面分三次
冲服。

逆　　经

主治：逆经

处方：党参四钱、寸冬四钱、山药三钱、
丹参三钱、生桃仁二钱、白芍三钱、
甘草二钱、清夏三钱、大枣三个

用法：水煎服，一日二次，白开水送下。

带　　下

带下是指妇女阴中流出一种白色或夹

116

杂各种颜色粘液性分泌物，綿綿不断，或
量多淋漓，终年累月不能自止，这种症状
统称为带下病，在临床时可酌情选用下列
方剂。

第 一 方

主治：赤白带下

处方：向日葵茎五钱、红鸡冠花五钱

用法：水煎服，日三次。

第 二 方

主治：阴寒白带

处方：蛇床子三钱

用法：研细面用布裹，纳入阴中。

第 三 方

主治：白带

处方：贯仲（醋炒）

用法：为末，每服三钱，用酒送下。

第 四 方

主治：白带过多

117

1949
新 中 国
地 方 中 草 药
文 献 研 究
(1949—1979年)
1979

处方：白术三钱、 云苓三钱、 鹿角霜一
两、海螵蛸三钱、茜草三钱、生龙
骨四钱、牡蛎粉三钱、棕炭四钱

用法：水煎服。

第 五 方

主治：白带过多

处方：鸡蛋一个、白果二个

用法：将鸡蛋开一小孔，白果为面，放入
蛋内半钱至一钱，用纸贴好，蒸熟吃
之，早晚各服一次。

第 六 方

主治：赤白带下

处方：山药五钱、芡实三钱、龙骨五钱、
牡蛎五钱、茜草二钱、海蛸二钱

用法：水煎服，一日二次，每次白开水送
下。

注：单赤者加白芍二钱、苦参二钱，单
白者加白术三钱、鹿角霜三钱。

118

第 七 方

主治：带下

处方：苍术五钱、苡米五钱、连须四钱、

牡蛎八钱、益智二钱、龙骨五钱、

当归三钱、黄芪四钱、川断三钱、

海蛸三钱

用法：水煎服。

注：本方适用于**体弱脾湿白带淋漓者**。

第 八 方

主治：白带多，下腹痛，带下有臭味

处方：生黄芪六钱、乳香三钱、没药三钱、

花粉四钱、大贝三钱、藕节四钱、

知母三钱、元参三钱、甘草二钱

用法：水煎冲汉三七面七分服下。

阴　　痒

第 一 方

主治：阴道滴虫

119

1949

新 中 国
地 方 中 草 药
文 献 研 究
(1949—1979年)

1979

处方：蛇床子三钱、灵仙三钱、苦参三钱、
　　　大黄三钱

用法：水煎服。

第 二 方

主治：带下阴痒

处方：胆草二钱、苦参一两、元柏三钱、
　　　蛇床子一两

用法：熬水洗。

第 三 方

主治：带下阴痒

处方：蛇床子一两、白矾四钱

用法：水煎，冲洗阴道。

第 四 方

主治：阴道滴虫

处方：蛇床子一两、艾叶五钱、白矾五钱、
　　　杏仁五钱、川连五钱

用法：熬水洗。

120

妊　娠　病

妊娠病是指妇女在怀孕时所发生的疾病的统称。妇女在妊娠期中，由于生理上有了特殊的改变，较平时容易发生疾病，如恶阻，头痛，胎动不安，胎伤下血，子肿等症。有了上述疾病，不仅有害妇女的健康，而且也会影响胎儿的发育。因此必须注意预防妊娠病的发生，及时治疗妊娠病。下列诸方可随证选用。

第　一　方

主治：妊娠呕逆

处方：清夏二钱、桔红二钱、枳壳二钱、竹茹二钱、芭叶二钱、紫叩一钱半、酒元芩二钱、焦白术二钱、甘草一钱半

用法：水煎服，一日二次，白开水送下。

第　二　方

主治：妊娠恶阻

1949

新 中 国
地 方 中 草 药
文 献 研 究
(1949—1979年)

1979

处方：白术三钱、香附三钱、乌药三钱、白叩
二钱、竹茹二钱、生甘草二钱、人参
五钱（无力者可用潞党参一两代之）

用法：水煎加入少許蜂蜜，空心服。

第 三 方

主治：妊娠恶阻

处方：伏龙肝一两（灶心土）

用法：水煎沉淀去渣，每次服二十——三
十毫升。

第 四 方

主治：妊娠腹痛、胎动不安

处方：紫苏二钱、腹皮二钱、砂仁一钱半、
桔红二钱、藿香二钱、黄芩一钱半、
焦白术二钱、当归二钱、茯苓二钱、
甘草一钱半、枳壳一钱半

用法：水煎服，一日二次，白开水送下。

第 五 方

主治：妊娠头痛

122

处方：川芎一钱半、白芷二钱、菊花二钱、
　　　藁本二钱、白芍二钱、茯苓二钱、
　　　生石膏二钱、甘草一钱半

用法：水煎服，一日二次。

第 六 方

主治：胎动不安

处方：寄生适量

用法：水煎频服。

第 七 方

主治：胎漏、血崩

处方：向日葵头一个、白糖五钱

用法：水煎服。

流　产

第 一 方

主治：习惯性流产

处方：党参三钱、白术三钱、当归一钱半、

123

1949

新 中 国
地 方 中 草 药
文 献 研 究
(1949—1979年)

1979

白芍二钱、川芎半钱、熟地三钱、
炙芪三钱、川断三钱、黄芩一钱半、
砂仁一钱、炙草半钱

用法：水煎服。

第 二 方

主治：习惯性流产

处方：熟地二钱、当归二钱、川芎二钱、
白芍二钱、川断二钱、阿胶二钱、
菟丝子二钱、故纸二钱、艾炭二钱、
杜仲炭二钱

用法：水煎服，一日二次，白开水送下。

第 三 方

主治：习惯性流产

处方：杜仲一斤

用法：为面，早晚各服一次，每次二钱，
连服二周。

第 四 方

主治：习惯性流产

124

处方：白朮三钱、山药五钱、艾炭二钱、

阿胶二钱、丝子五钱、元芩二钱、

当归三钱、白芍二钱、芋肉三钱

用法：水煎服。

第 五 方

主治：习惯性流产

处方：川断三钱、阿胶三钱、桑寄生三钱

用法：将川断、寄生加水一百克，煎至二

十——三十分钟后，再投入阿胶，

或者将阿胶砸成小块，用汤药水冲

服，每半月服一剂。

第 六 方

主治：先兆流产

处方：艾叶炭一两

用法：煎水打鸡蛋吃三——七个。

产 后 病

产后病是妇女产后所得一些疾病的统

125

1949
新 中 国
地方中草药
文 献 研 究
(1949—1979年)
1979

称。在这个时期中，由于分娩时带来的产创和出血，损耗了气血。致使体质衰弱，容易引起各种疾病，如胎衣不下、血晕、腹痛等病，临证时可选用下方。

第 一 方

主治：产后恶露不止

处方：灵脂一两、蒲黄一两

用法：为面，一日两次，每次一至二钱。

第 二 方

主治：产后出血过多

处方：龙葵根（天天果根）适量、血余炭适量

用法：水煎加红糖服。

第 三 方

主治：产后流血不止

处方：当归四钱、川芎一钱、姜炭四分、炙甘草五分、桃仁一钱、荆芥炭五分、乌梅炭五分、蒲黄炭五分，气虚加人参二钱、黄芪三钱

126

用法：水煎服，一日三次，每次白开水送
下。

第 四 方

主治：产后腹痛

处方：刺梅果根（野玫瑰根）一把、红糖适量

用法：水煎服，一日三次。

第 五 方

主治：产后腹痛

处方：焦楂一两、红糖一两

用法：水煎服。

第 六 方

主治：产后风

处方：老茄子籽三钱

用法：茄子籽炒黄为面，黄酒送服。

第 七 方

主治：产后风

处方：黑豆四钱、葱五钱、芥穗五钱

用法：水煎服。

127

1949
新 中 国
地 方 中 草 药
文 献 研 究
(1949—1979年)
1979

第 八 方

主治：产后腰痛

处方：寄生三钱、大活三钱、当归三钱、防风三钱、肉桂一钱、杜仲炭三钱、川断三钱、大艽二钱、细辛五分、生姜三片

用法：水煎服，一日二次，白开水送下。

通 乳

乳汁不通，多由于乳房挤压或气血不足及生气等原因所引起。临证可选用下方。

第 一 方

主治：产后乳汁不足

处方：漏芦三钱、丹参三钱

用法：水煎，取煎液煮鸡蛋吃，连服五天。

第 二 方

主治：催乳

128

处方：王不留二钱、甲珠三钱、瞿麦二钱、

寸冬三钱

用法：水煎服。

第 三 方

主治：催乳

处方：鲫鱼适量

用法：用清水洗净煮熟后（不加油、盐）

吃肉喝汤。

第 四 方

主治：乳汁不足

处方：当归三钱、川芎二钱、白尤三钱、

元芪五钱、六通三钱、甲珠三钱、

不留三钱、炙草三钱

用法：猪蹄一个，煮汤、煎药，一日三次，

一次一百至一百五十毫升。

第 五 方

主治：乳汁不足

处方：向日葵仁、豆浆

129

1949

新　中　国
地 方 中 草 药
文　献　研　究
(1949—1979年)

1979

用法：将向日葵仁捣烂，白糖少许，用豆
浆冲一碗服，一日三次。

第　六　方

主治：乳汁不足

处方：漏芦三钱、蛇蜕一条、大瓜蒌一个

用法：共为细面，一日三次，一次半
钱——一钱。

第　七　方

主治：产后乳汁不足

处方：向日葵子（炒）、苏子（炒）、黑芝
麻（炒）各等份

用法：共为细面，一日三次，一次三钱。

第　八　方

主治：乳汁不足

处方：丝瓜一钱、花粉四钱、木通五钱、
甲珠四钱、不留五钱、漏芦五钱

用法：用猪蹄汤煎药服。

130

第 九 方

主治：乳汁不足

处方：鹅蛋四个、土豆适量

用法：煮熟，一次服完。

第 十 方

主治：乳汁不足

处方：蜂蜜适量、鹅蛋三个

用法：将鹅蛋煮熟，蘸蜜吃。

第 十 一 方

主治：乳汁不足

处方：冬虫草四钱、肥猪肉四两

用法：冬虫草水煮，以此水炖肉吃，不加
　　　盐。

第 十 二 方

主治：乳汁不足

处方：豆浆、鸡蛋

用法：取豆浆五百毫升煮开 ， 打入鸡蛋
　　　一——三个，做一次服下。

131

1949

新 中 国
地 方 中 草 药
文 献 研 究
(1949—1979年)

1979

第 十 三 方

主治：下乳

处方：黄芪四钱、当归四钱、甲珠二钱、
　　　不留八钱、白芷二钱、漏芦二钱、
　　　木通二钱、丝瓜二钱、花粉二钱、
　　　六通二钱、红花一钱、甘草一钱、
　　　通草一钱

用法：猪蹄一对熬汤煎药服。

第 十 四 方

主治：乳汁不下

处方：羊油熬开加鸡蛋

用法：一次一碗。

第 十 五 方

主治：乳汁不下

处方：六通七个、双勾三钱、鸡蛋三个

用法：放入药壶内共煎，吃蛋喝汤。

132

乳　痈

　　乳痈又称乳腺炎，此病大多发生在产后哺乳的妇女，初产妇尤多。患者全身不适，发冷、发热、乳房红肿、疼痛，后则溃破流脓，疮口不易愈合，下列各方可临证选用。

第　一　方

主治：急性乳腺炎

处方：青皮四钱、陈皮四钱、麦冬四钱、公英一两、乳香二钱、没药二钱、双花一两

用法：水煎服，若化脓者加甲珠三钱、皂刺三钱。

第　二　方

主治：乳腺炎

处方：地丁一两、公英一两

用法：水煎服。

133

1949

新 中 国
地 方 中 草 药
文 献 研 究
(1949—1979年)

1979

第 三 方

主治：乳腺炎

处方：鹿角一钱

制法：锉细面

用法：开水送服。

第 四 方

主治：乳腺炎

处方：鲜公英不拘多少，加白矾少许

用法：捣碎敷患处。

第 五 方

主治：乳腺炎

处方：仙人掌适量

用法：捣细敷患处。

第 六 方

主治：乳腺炎

处方：桦树皮适量（去老皮）

用法：煎水内服。

134

第 七 方

主治：乳腺炎初期红肿热痛者

处方：水胶一两

制法：将水胶放入适量的豆油内炸成泡状
即可

用法：早晚每服一次，每次二钱、出汗。

乳 癖

主治：乳癖

处方：瓜蒌五钱、青皮五钱、夏枯草三钱、
柴胡三钱、天灵盖一钱、乌蛇头三
个、蜈蚣三条、血力花八分、猫头
骨五钱、全虫三个

用法：水煎服。

外 用

处方：生南星三钱、半夏三钱

用法：研细末，以鸡蛋清调敷患处。

135

1949

新　中　国
地 方 中 草 药
文 献 研 究
(1949—1979年)

1979

癥瘕积聚

主治：症瘕积聚

处方：生黄芪四钱、党参三钱、焦白术二钱、当归二钱、山药二钱、三棱二钱、莪术二钱、鸡内金二钱、桃仁二钱、红花二钱、焙水蛭二钱、苏土虫一钱、茴香一钱半

用法：水煎服，一日二次，白开水送下。

136

儿 科

惊 风

惊风是一个证候，凡临床上具有频繁的抽搐和意识不清的就叫惊风。

此证分急惊风、慢惊风两种。本书内三方主要适应于急惊风。

急惊风，此证多由发烧受惊而得。轻者烦燥不安，惊哭抽搐。甚时昏迷，颈强肢搐。

第 一 方

主治：小儿惊风

处方：当归五钱、姜虫四钱、代赭石四钱、
　　　全虫（去头足）四钱

用法：共为细末。三个月以下每服五厘，
　　　一日三次。

137

1949

新 中 国
地 方 中 草 药
文 献 研 究
(1949—1979年)

1979

第 二 方

主治：小儿惊风

处方：小蜜蜂（没有出飞的）十个

用法：将蜂放在瓦上焙干，为细末，三次
服下，一日二次。

第 三 方

主治：小儿急惊风：口流涎沫、四肢抽搐

处方：（一）雄黄二钱、羌活一钱、胆星
七分、豆霜一钱、半夏一钱、土虫七
个、朱砂一钱

制法：共为末，蜜为丸，如黄豆大

用法：每周岁服一丸，乳汁送下。

处方：（二）天麻七分、防风三分、白附子
七分、天南星三分、葛根三分、乌蛇
七分、川乌三分、全虫二分、朱砂三
分、蝉退七分、麻黄七分、蝙蝠一个

用法：共为细末，一日服二次，一次二分。

处方：（三）巴豆霜一分、朱砂半钱、姜蚕
一分

138

用法：共研细末，每周岁服五厘～一分，
　　　早晚各一次。

处方：(四)巴豆霜半钱、南星一钱、白附子
　　　一钱、朱砂一钱、姜蚕一钱、青皮
　　　一钱

用法：共研细末，新生儿每日服三次，每
　　　次一厘～五厘，周岁以上每次服三
　　　分～五分。

麻　疹

　　麻疹是小儿一种最常见的发疹性传染
病。病因系由感受麻疹病毒所致。本病多
见于半岁以上的婴幼儿。多流行于冬春季
节，传染性极强。

　　麻疹按一般规律，可分前驱期、发疹
期、恢复期三个阶段。

　　前驱期：微热、微咳、呵欠喷嚏、流

139

1949

新　中　国
地 方 中 草 药
文 献 研 究
(1949—1979年)

1979

鼻涕、流眼泪，治宜解表透疹。

　　发疹期：体温增高、咳嗽加重，开始出现皮疹，自上而下蔓延，最后到下肢。皮疹为玫瑰色丘疹，大小形状不一，往往融合成片，治宜清热解毒。

　　恢复期：皮疹出齐后，一切症状也随之减轻。此时最易出现津液不足，口燥咽干。治宜清热养阴。

　　本书内所选之方，大都适应于麻疹前驱期，疹发不透之症。

第　一　方

主治：疹出不透

处方：韭菜根适量、芦根适量

用法：水煎服。

第　二　方

主治：疹出不透

处方：蝉退三钱、川山柳一钱、浮萍一钱（以上为三岁量）

140

用法：水煎服，一日三次。

第 三 方

主治：预防麻疹、疹出不透

处方：元参八钱、芦根六钱、甘草六钱

用法：水煎频饮。

第 四 方

主治：预防麻疹

处方：生绿豆五钱、生小豆五钱、生黑豆
　　　五钱、朱砂一钱、甘草五钱

用法：共研细末，每周岁用三分，紫草根
　　　煎汤送下，在麻疹流行期内每三天
　　　服药一次。

第 五 方

主治：麻疹发表透毒

处方：桔梗三钱、防风二钱、荆芥二钱、
　　　连召三钱、双花三钱、紫草五钱、
　　　地丁三钱、牛子三钱、芦根五钱、
　　　全退二钱、薄荷三钱、菊花三钱、

141

1949
新　中　国
地方中草药
文　献　研　究
(1949—1979年)
1979

丹皮二钱、甘草二钱、梅片五分

制法：共为细末装瓶内备用

用法：周岁小儿每服二分，2—3岁每次服二至三分，3－5岁每次服三至四分，再大酌增，白水送下，每日三、四次。

水　痘

主治：水痘、泡疹感染

处方：黄豆适量

用法：把黄豆烧至微黑，压面，外敷。

百　日　咳

百日咳也叫顿咳。此病是小儿常见的呼吸系统传染性疾病。常在冬末春初季节流行。患者是以二至四岁小儿为最多。主

142

要的症状是阵发性痉咳，咳时面红目赤，**流鼻涕，流眼泪，甚至呕吐、鼻出血或咯血，咳毕有如鸡鸣的吼声。

按病情分肺寒、肺热、肺虚三个类型。

本书所选之方可根据病情灵活选用。

第 一 方

主治：百日咳

处方：鸡蛋六个、白糖六钱

用法：鸡蛋煮熟拌白糖吃，每天早晚各吃
   一次，每次用鸡蛋一个，白糖一钱。

第 二 方

主治：百日咳（顿咳）

处方：麻黄半钱、杏仁一钱、石膏二钱、
   甘草一钱、葶苈一钱、糖蒌三钱、
   苏子二钱

用法：水煎加糖频服，每次一匙。

第 三 方

主治：百日咳

1949

新 中 国
地 方 中 草 药
文 献 研 究
(1949—1979年)

1979

处方：百部一钱、沙参一钱、川贝一钱、
　　　白前一钱

用法：水煎服。

第 四 方

主治：百日咳

处方：百部一钱、斗令半钱、天冬二钱、
　　　蜂蜜为引

用法：水煎服。

第 五 方

主治：百日咳

处方：百部三钱、葶苈三钱、红枣十枚

用法：水煎服。

小 儿 腹 泻

　　此症即小儿消化不良。有急性的，也
有慢性的。但都不外乎寒热的失调，脾胃
虚弱，内伤饮食所引起。其根本原因，在

144

于脾胃。

其症状：粪便是稀的，或蛋花样颜色，或黄、或绿，并有少量的粘液和白色乳块。有时还拌有轻度呕吐、肠鸣和腹胀、腹痛，以致食欲不振。严重的则发生脱水现象。治疗则以健脾开胃，消食化滞为主。重则以补液为主。

第 一 方

主治：小儿消化不良腹泻

处方：嫩柞树皮适量

用法：水煎服，一日三次，每次一茶匙。

第 二 方

主治：小儿消化不良腹泻

处方：桦树皮一两

用法：将桦树皮煅成炭为面，每日三次，每次三至五分，白糖水送下。

第 三 方

主治：腹泻

145

1949

新中国
地方中草药
文献研究
(1949—1979年)

1979

处方：柞树皮适量

用法：熬水洗小腿。

第 四 方

主治：小儿腹泻

处方：白术一两、车前子五钱

用法：研末，3至5岁二至五分，日三次。按年龄酌情增减。

第 五 方

主治：小儿吐泻

处方：陈皮、火香各五钱

用法：水煎频服。

第 六 方

主治：小儿腹泻

处方：灯心草二分、竹叶二分、乌梅三钱、元肉三钱、山楂五钱

用法：水煎服，日三次。

第 七 方

主治：小儿夏令腹泻

146

处方：川连三钱、滑石粉三钱、白术三钱、
　　　扁豆三钱、山药三钱

制法：共研极细末

用量：六个月至周岁小孩每次一分，周岁以
　　　上三岁小孩用二至三分，三岁以上
　　　或六个月以下者可酌情增减服之。

用法：白水调服。

本方适用于暑湿作泻或肠炎腹泻。

胎　毒

　　胎毒，是一种初生儿常见的皮肤病。病
变部位发红、水肿、丘疹、水泡、糜烂、
渗液、结痂和落屑等。病变部位呈多形
性。往往发生搔痒，常反复发作，皮疹消
退后不留瘢痕。

　　本病病因是由于襄受胎毒或外感风湿
所致。

147

1949

新　中　国
地 方 中 草 药
文　献　研　究
(1949—1979年)

1979

第 一 方

主治：胎毒

处方：官粉、铜绿、银珠、硫黄、枯矾、
　　　松香、冰片各等份

用法：共为细末，以香油调擦。

第 二 方

主治：胎毒

处方：鸡蛋三个、血余炭半钱、苦参三钱

用法：共为细面，将三个鸡蛋蛋黄熬油后
　　　调药面上。

第 三 方

主治：胎毒

处方：铜绿一钱、官粉一钱、白矾一钱、
　　　银珠半钱、松香一钱

用法：共为细末擦之。

第 四 方

主治：胎毒

处方：鲜杨树叶十片、小米饭适量

148

用法：捣烂敷于患处。

第 五 方

主治：胎毒

处方：黄连六分、白矾五厘、儿茶五厘

用法：共为细末，上于患处。

痄腮 （腮腺炎）

第 一 方

主治：腮腺炎

处方：仙人掌、白矾适量

用法：敷患处。

第 二 方

主治：痄腮

处方：青黛五钱、醋适量

用法：醋调敷患处。

第 三 方

主治：痄腮

149

1949

新　中　国
地方中草药
文　献　研　究
(1949—1979年)

1979

处方：雄黄、白矾适量

用法：醋调涂之。

第　四　方

主治：痄腮

处方：蒲公英、板兰根各三钱

用法：水煎服，每日三次。

第　五　方

主治：痄腮

处方：赤小豆适量

用法：为末，醋调敷之。

第　六　方

主治：腮腺炎

处方：全虫一个、鸡蛋一个

用法：将全虫放入蛋内烧熟内服，连吃三次，每日一次。

第　七　方

主治：腮腺炎

处方：黄柏、石膏等量

150

用法：共为细面，用水调敷。

第 八 方

主治：腮腺炎

处方：**鲜公英**一两

用法：水煎服，或捣烂外敷。

丹　　毒

主治：丹毒

处方：鲜金钱草、鲜车前草各等量

用法：将二味药捣如泥状，取汁加等量白
　　　酒涂患处。

脐　　疮

主治：小儿脐疮

处方：艾叶炭少许

用法：研面敷脐部。

吐　　乳

主治：小儿吐乳

151

1949

新 中 国
地 方 中 草 药
文 献 研 究
(1949—1979年)

1979

处方：白叩七粒、砂仁七粒、甘草二钱

用法：共为细末，每用少许沾乳头上吮乳
　　　嚥下。

夜　　啼

第 一 方

主治：小儿夜啼

处方：乌药一钱

用法：水煎服。

第 二 方

主治：小儿夜啼

处方：蝉退七个

用法：去头、足，取下半截，炒为末，以薄荷
　　　二、三分煎水调服。

注意：切不可用头部。

疳　　疾

主治：小儿疳疾、 腹大青筋、 面黄肌瘦

152

处方：醋制别甲四两、核桃仁（焙）二两、
　　　红糖二两

用法：共为细末，2周岁以上每服三分至
　　　五分，一日三次。

食 积 腹 胀

主治：小儿食积腹胀

处方：川军三钱、二丑三钱、榔片三钱、文
　　　术二钱、三棱二钱、三仙九钱、内金
　　　三钱、家核桃仁半斤、白糖一斤

制法：除核桃与白糖外，余药置锅内煎煮
　　　一小时左右，去药渣，过滤，再将家
　　　核桃放在药汤中煮熬，待药水熬干
　　　取出家核桃，用刀切成小片。然
　　　后再将白糖放锅内少许，加一点水
　　　熬之，使溶化后直至拔之成丝，
　　　冷后甚脆时，再把核桃仁放一起搅

153

1949

新 中 国
地 方 中 草 药
文 献 研 究
(1949—1979年)

1979

拌匀和。另宜先将备好的木板或光滑石板上倒以冷水，趁热将搅匀之糖浆、核桃仁摊在板上拍平。待尚未全冷时，切成糖块即成（凉后掰成糖块收存）

用法：可随时吃核桃糖一至三块，一日吃二至三次，不可多吃。

注：本方对小儿伤食、积食所致的腹胀、消瘦、肚大青筋、停食积水、食无饥饱者宜之。

感　冒

主治：小儿感冒发热

处方：薄荷一钱半、全退一钱、葛根一钱半、柴胡一钱半、元芩一钱、甘草一钱、竹叶一钱

用法：水煎频服。

154

注：本方适用于小儿感冒初期发热、恶寒、烦啼不安者。

小 儿 口 疮

第 一 方

主治：小儿口疮

处方：黄莲六分、白矾五厘、儿茶五厘

用法：共研细末上患处。

第 二 方

主治：小儿口疮

处方：儿茶三分

用法：研细末上患处。

第 三 方

主治：各种口疮

处方：煅人中白二钱、元柏二钱、黄莲一钱、冰片一钱、硼砂一钱、枯矾一钱

用法：上药共为细末，用时涂之即可。

155

1949

新 中 国
地 方 中 草 药
文 献 研 究
(1949—1979年)

1979

第 四 方

主治：口疮糜烂肿痛

处方：蒲公英一两半、草决明（碾碎）一两

用法：水煎服。

156

外 科

烧、烫伤

第 一 方

主治：烧伤

处方：生川军一两、冰片一钱

用法：共为细末，香油调涂。

第 二 方

主治：烧伤

处方：樟丹、寒水石各等量

用法：研为细面，以香油或凡士林调敷患
　　　处。

第 三 方

主治：烧伤

处方：生石灰面四两、石膏面四两、冰片
　　　一钱、透骨草三钱、川断三钱、防

157

1949

新 中 国
地 方 中 草 药
文 献 研 究
(1949—1979年)

1979

凤三钱、黄腊五钱、猪油一斤

制法：先化猪油，后将透骨草、防风、川
断炸焦去渣， 再投入生石灰面、
石膏面搅匀，最后加冰片，备用

用法：上患处。

第 四 方

主治：烫火伤

处方：白矾末、川军末等份

用法：鸡蛋清调敷患处。

第 五 方

主治：火烧伤及烫伤

处方：冰片二钱、地榆一两、川军五钱、
石膏一两、青黛一两

用法：共研细面，用香油调之上患处。

第 六 方

主治：烧烫伤

处方：地榆为面

用法：香油调涂。

158

第 七 方

主治：烫伤、烧伤、过敏性皮炎、皮肤溃疡

处方：地榆炭五钱、川军一钱、冰片一钱

用法：共为细面，香油调匀，上于患处。

第 八 方

主治：烫伤

处方：蚯蚓二十条、白糖二钱

用法：将蚯蚓的泥土洗掉，放入碗内，加
糖后化为水，以水上患处。

第 九 方

主治：烫伤

处方：水稗籽面

制法：将水稗籽面炒黄、糊后，用香油或
水调

用法：敷于患处。

159

1949

新 中 国
地 方 中 草 药
文 献 研 究
(1949—1979年)

1979

外 伤 出 血

第 一 方

主治：外伤出血

处方：白藓皮二两、地榆炭四钱

用法：研面，上于伤口处。

第 二 方

主治：外伤出血

处方：白藓皮不拘量

用法：研为极细末，敷于患处。

第 三 方

主治：外伤出血

处方：马勃一个

用法：将马勃内的粉面上在患处。

第 四 方

主治：外伤出血

处方：瘦猪肉适量

用法：切厚片，贴伤口上。无论伤口大

小，血流不止者，贴上即止。或用
猪肉皮亦效。

第 五 方

主治：外伤出血

处方：穿山甲片适量

用法：炒枯研末，待冷敷上。

注：凡身上无故毛孔出血不止者，皆可
用之。平时制出，以备急用。

第 六 方

主治：外伤出血

处方：野鸭子毛烧灰

用法：敷于患处。

第 七 方

主治：外伤出血

处方：白芨、地榆炭等份

用法：研细末上患处。

第 八 方

主治：外伤出血

1949

新 中 国
地 方 中 草 药
文 献 研 究
(1949—1979年)

1979

处方：海螵蛸若干

用法：研末上患处。

第 九 方

主治：刀伤

处方：牛胆一个、生石灰三两

用法：将生石灰装入牛胆内，阴干研面上
于患处，可试用。

第 十 方

主治：刀伤出血

处方：当归五钱、枣树皮五钱

用法：烘干后，研成面上于患处。

跌打损伤、骨折

第 一 方

主治：扭腰

处方：穿龙骨二两

用法：水煎服，黄酒为引。

162

第 二 方

主治：跌打损伤

处方：枝子适量、白面适量

用法：共捣一处，酒调敷。

第 三 方

主治：扭伤

处方：鸡爪一对

用法：将鸡爪瓦上焙干研面，黄酒送服。

第 四 方

主治：腰扭伤

处方：大土虫三个

用法：焙黄研面，黄酒送下，每晚服一次。

第 五 方

主治：扭腰、岔气

处方：赤包五个

用法：取成熟的赤包，放锅中熬水渴，日
三次，每次一百～一百五十毫升，
连服三～五天。

163

1949
新 中 国
地 方 中 草 药
文 献 研 究
(1949—1979年)
1979

第 六 方

主治：跌打损伤后乳白尿

处方：黄芪五钱、党参五钱、白术三钱、陈皮
二钱、当归二钱、升麻一钱、柴胡一
钱、首乌、益智仁、萆薢各二钱

用法：水煎服。

第 七 方

主治：跌打损伤

处方：马尿骚适量

用法：取马尿骚内皮，炒后研细面，每
服一钱至二钱，日服三次。

第 八 方

主治：跌打损伤、扭伤

处方：土虫五钱、制然铜五钱、乳香五
钱、没药五钱、黄瓜子五钱、血竭
五钱、当归五钱、申姜五钱、儿茶
五钱、射香五分

用法：共为细面，日三次，每次服五分。

164

第 九 方

主治：骨折

处方：乳香三钱、没药三钱、射香二分、
象皮三钱、儿茶三钱、冰片五分、
血竭三钱、三七二钱、炉甘石五钱

用法：共为细面，将骨折整好，后用陈醋
调药涂患处。

第 十 方

主治：骨折

处方：土虫五钱、黄瓜子一两、煅自然铜
三钱、公鸡腿一对

用法：共为细面，日二次，每次二至三钱，
元酒送下。

第 十 一 方

主治：骨折

处方：乳香三钱、没药三钱、申姜四钱、
红花三钱、土虫一两、马尿骚一两、
炒黄瓜子三钱 、 炒香瓜子三钱、

165

1949

新　中　国
地方中草药
文　献　研　究
(1949—1979年)

1979

炒生菜子三钱

用法：将马尿骚根焙焦与药共研细面，日
二次，每次二钱，黄酒送下。

第 十 二 方

主治：骨折

处方：榆树皮、桃树皮、槐树皮、桑树皮、
暴马子树皮（都是根皮），香菜子
一小碗

用法：共捣烂，外敷患处。

第 十 三 方

主治：骨折

处方：猪下颌骨（焙干砸碎）二两、苏土
虫二两、黄瓜子二两、公鸡腿一对

用法：共为细面，日一次，每次三钱，开
水送下。

第 十 四 方

主治：骨折

处方：乳香三钱、没药三钱、甘松二钱、

166

红花四钱、龙骨八钱、故纸三钱、
川断三钱、川军三钱、申姜四钱、
土虫五钱、雄黄二钱、血竭一钱、
当归四钱、三七四钱、海蛸三钱、
全虫二钱、茸片半钱、自然铜三钱

用法：共为细面，日二次，每次服一钱至
二钱。

第 十 五 方

主治：骨折

处方：方海二两、自然铜五钱

用法：共为细末，黄酒冲服，每服二钱，日
二次。

第 十 六 方

主治：骨折

处方：土虫一两、穿地龙一两、冰片五分、
血竭一两

用法：共为细面，日服三次，每次一钱至
二钱。

167

1949
新 中 国
地 方 中 草 药
文 献 研 究
(1949—1979年)
1979

疗肿疗疮

第 一 方

主治：疔疮

处方：天南星一两

用法：捣如泥状，敷于患处。

第 二 方

主治：蛇头疔（手指生疗）

处方：鲜蚰蜒五钱、大酱二两

用法：蚰蜒捣烂合于大酱外敷患处。

第 三 方

主治：疔毒

处方：地丁三钱、连翘三钱、夏枯草三钱

用法：水煎温服，日二次。

第 四 方

主治：疔毒

处方：全虫三钱、蜈蚣二条、雄黄二钱

用法：共研细面，用鸡蛋清调敷患处。

168

第 五 方

主治：疔毒

处方：蜈蚣一条、全虫三个、家核桃一个

制法：将核桃取核，把全虫用核桃皮包好，
外用纸包上沾水，用文火烧，待全
虫色黄，去核桃皮，与蜈蚣合研细面

用法：以白糖为引服下。

第 六 方

主治：疔毒

处方：全虫三钱、当归三钱、血竭二钱、
蜈蚣三条、蜗牛四钱、黄柏三钱、
乳香三钱、没药三钱、儿茶三钱、
公丁三钱、冰片一钱、雄黄一钱、
红花三钱、铜绿三钱、透骨草三钱

用法：共为细面， 丸成黄豆大， 每日二
次，每次二粒。

第 七 方

主治：疖肿

169

1949

新 中 国
地 方 中 草 药
文 献 研 究
(1949—1979年)

1979

处方：狗奶子根（三棵针）适量

用法：水煎服，日三次。

第 八 方

主治：痈、疖

处方：蒲公英七钱、白矾半钱、鸡蛋一个

用法：前二药为面，合鸡蛋清调敷患处。

第 九 方

主治：痈肿

处方：小叶榆树皮适量、黄豆一把

用法：共捣为糊状，外敷患处。

第 十 方

主治：无名肿毒

处方：马齿苋二两、明矾一钱

用法：共捣烂外敷患处。

第 十 一 方

主治：肿疡初起

处方：生大黄、小豆等量

用法：共为细面，醋调敷患处（亦治腮腺

170

炎外用）。

第 十 二 方

主治：肿疡初起

处方：蒲公英适量

用法：蒲公英捣烂合鸡蛋清调敷患处。

第 十 三 方

主治：肿疡初起

处方：生南星、白矾各适量

用法：共捣敷患处。

第 十 四 方

主治：无名肿毒

处方：大黄、白芨、龙骨、白蔹各三钱、
明雄黄一钱

用法：共为细面，醋调敷患处。

第 十 五 方

主治：疮疖

处方：八股牛面（白藓皮）

用法：研细面上于疮面。

171

1949

新 中 国
地 方 中 草 药
文 献 研 究
(1949—1979年)

1979

第 十 六 方

主治：疮疖

处方：大蜘蛛去头足一个

用法：用泥包上焙干为面，香油调涂患处。

第 十 七 方

主治：疮疖

处方：黄柏适量

用法：上药洗净，熬水浓缩成膏，外敷患处。

第 十 八 方

主治：疮疖

处方：松树油、香油、蜂蜡各等量

用法：将上药加热成膏敷患处。

第 十 九 方

主治：疮疡疖肿

处方：冰片六钱、石膏二钱、章丹一两五钱、黄蜡三两、川连五钱、豆油一斤

制法：将豆油炼开，然后把川连放在锅内炸开取出，再入黄蜡溶化，待温将其

172

余群药研极细面加入搅匀成膏

用法：外敷患处。

第 二 十 方

主治：秃疮

处方：鲜姜汁一两、猪油一两

用法：共合一起，擦患处。

第二十一方

主治：秃疮

处方：百草霜适量、猪油适量

用法：二药相调擦患处。

第二十二方

主治：秃疮

处方：石花适量

用法：石花炒黄研面，香油调上。

第二十三方

主治：秃疮

处方：枫子仁二钱、 蛇床子三钱、 木别
　　　子二钱、苦参四钱、水银一钱半、

173

1949

新 中 国
地 方 中 草 药
文 献 研 究
(1949—1979年)

1979

枯矾二钱、银珠二钱

用法：共为细面，擦之。

第二十四方

主治：癞痢头

处方：枯矾一两、青矾一两、硫黄五钱、
生石膏五钱

用法：共为细面合于豆油底子四两，锅蒸
后擦之。

第二十五方

主治：臁疮

处方：酸菜水适量

用法：温热后洗腿，日二次。

第二十六方

主治：臁疮

处方：苍耳子二两、松香一两、猪油四两

制法：生石灰一斤，加开水八两，泡一小时
再去渣，取上清液，然后将苍耳子、
松香研面加入，合入猪油搅拌成膏

174

用法：摊布敷于患处。

第二十七方

主治：痤疮

处方：鲜薄荷不拘量

用法：捣碎取汁擦患处。

第二十八方

主治：脚气（烂脚丫）

处方：五倍子一两、百分之九十五醋精四两

用法：五倍子研末加入醋精，熬开待凉后，
外擦患处。

黄 水 疮

第 一 方

主治：黄水疮

处方：苞米粉适量、香油适量

用法：将苞米粉炒黄调香油擦患处。

第 二 方

主治：黄水疮

175

1949

新 中 国
地 方 中 草 药
文 献 研 究
(1949—1979年)

1979

处方：川连面适量、香油适量

用法：川连面调香油擦患处。

第 三 方

主治：黄水疮

处方：川连三钱、消炎粉半袋

用法：川连面与消炎粉合一起，用**香油调**
擦患处。

第 四 方

主治：黄水疮

处方：黄柏、白芷、枯矾各等量

用法：共为细面，干擦数次，待黄水减少
后，再用凡士林调擦。

第 五 方

主治：黄水疮

处方：杏仁适量

用法：将杏仁烧存性，研面上患处。

第 六 方

主治：黄水疮

176

处方：花椒、白矾、枯矾、冰片各半钱

用法：共为细面，香油调擦患处。

第 七 方

主治：黄水疮

处方：鲜苦胆一个、旱烟灰三钱

用法：合匀涂于患处。

第 八 方

主治：黄水疮

处方：硫黄、黑矾各等量

用法：香油调匀，加热溶化，涂于患处。

第 九 方

主治：黄水疮

处方：黄柏（炒）四钱、五倍子四钱、檀
香二钱、枯矾四钱

用法：共研细面，香油调匀，擦于患处。

第 十 方

主治：黄水疮

处方：枯矾三钱、黄柏一钱、轻粉二钱、

177

1949
新中国
地方中草药
文献研究
(1949—1979年)
1979

官粉三钱、冰片二钱、章丹二钱

用法：共为细面，香油调擦。

冻疮

第 一 方

主治：冻疮

处方：茄杆适量

用法：熬水洗之。

第 二 方

主治：冻疮

处方：樱桃不拘量

用法：将樱桃装坛放入地下，待化水后洗

　　　患处。

第 三 方

主治：冻疮

处方：山楂半斤

用法：加热后捣烂，上患处。

178

第 四 方

主治：冻疮

处方：大萝卜一个、麻油适量

制法：将萝卜中间挖一个洞，把麻油倒在
萝卜中，再将萝卜放在炭火中烧，
待油滚开后即可取用其油

用法：用无菌棉球蘸油涂于 患处 （趁热
用）。

第 五 方

主治：冻疮

处方：当归、黄柏、麻油各等量

制法：将归、柏二药放入麻油内一起煎熬，
熬至二药焦枯时去药渣，用沙布过
滤，然后再放入锅内熬十分钟，再
下入适量蜂蜡，熔解后待冷成膏

用法：用硼酸水或甘草浓液洗净患处，再
用棉球擦干，将药膏摊于沙布上贴
患处。

179

1949
新　中　国
地方中草药
文　献　研　究
(1949—1979年)
1979

痔　疮

第　一　方

主治：痔疮

处方：猪苦胆一个、荞面五钱

用法：荞面放入猪胆内， 阴干后共 为细末，每次服一钱，连服三个。

第　二　方

主治：痔疮

处方：硫黄二两、大枣十二个

用法：将硫黄研末，二药同放铁勺内，将硫黄点着烧大枣，硫黄燃完大枣即好。每日服三次，每次服一个枣。

第　三　方

主治：痔疮

处方：猪苦胆一个、川连面三钱

用法：荞麦面适量与苦胆、川连面合为丸，小豆大，日服 次，每次服五十粒。

180

第 四 方

主治：痔核

处方：大田螺数个、冰片少许

用法：将大田螺壳去掉，加冰片少许，不久即流出水，用此水涂在痔核上。

第 五 方

主治：痔核

处方：五倍子五钱、马齿苋三两、芒硝一两、苦参五钱

用法：水煎后先熏后洗，以棉球擦拭干净后上第六方的药。

第 六 方

主治：痔核

处方：鲜胆汁（猪、牛、羊胆均可）、冰片适量

用法：胆汁内加入冰片后，以小毛刷或鸡翎蘸药上痔核上。

第 七 方

主治：痔漏

181

1949
新 中 国
地 方 中 草 药
文 献 研 究
(1949—1979年)
1979

处方：樟丹三钱、白矾三钱

用法：共为细面，香油调擦患处。

第 八 方

主治：痔疮便血

处方：槐角一两、黄柏二两

用法：共为细面，炼蜜为丸，每丸重三钱，每日二次，每次一丸。

脱　肛

第 一 方

主治：脱肛

处方：五倍子三钱、白矾一钱

用法：熬水趁热洗患处，用干净布一块手托即上。

第 二 方

主治：脱肛

处方：王巴头两个（元鱼）

182

用法：将王巴头焙黄为面，每日二次，每次
　　　服一钱。

第 三 方

主治：脱肛

处方：黄芪二两、防风三钱

用法：水煎服。

第 四 方

主治：脱肛

处方：五加皮四两

用法：熬水洗，然后送上去，每日洗送一
　　　次。

第 五 方

主治：脱肛

处方：王巴脖子一个、荞面二两

用法：王巴脖子焙干研面，合荞面一起做
　　　面条吃。

第 六 方

主治：脱肛

1949

新 中 国
地 方 中 草 药
文 献 研 究
(1949—1979年)

1979

处方：蝉退适量

用法：蝉退研末加香油调擦患处。

癣

第 一 方

主治：头部白癣

处方：陀僧、硫磺各等份

用法：共为细末，白酒调敷。

第 二 方

主治：头部白癣

处方：红辣椒三至五个、豆油二至三两

用法：豆油炸辣椒，取出渣用油擦患处。

第 三 方

主治：发癣

处方：花椒四钱、百分之十五酒精八两

用法：花椒用酒浸七天，擦于患处。

第 四 方

主治：癣

184

处方：白矾二钱、面碱一钱

用法：共研细面，开水调和，敷于患处。

第 五 方

主治：手癣和甲癣

处方：生姜五两、白酒一斤

用法：把姜捣碎，放入酒中浸二天，随时
　　　擦之。

第 六 方

主治：脚癣

处方：阿斯匹林二钱、雪花膏六钱

用法：将阿斯匹林粉加入雪花膏内搅匀擦
　　　患处。

第 七 方

主治：顽癣

处方：蜈蚣一个、全虫三个

用法：焙干研面，黄酒为引服。

第 八 方

主治：牛皮癣

185

1949
新中国
地方中草药
文献研究
(1949—1979年)
1979

处方：生韭菜、生大蒜各等份

用法：捣如泥，布包用火烤热，外擦之。

第 九 方

主治：疥癣

处方：陀僧一钱、川连一钱、硫黄三钱、
　　　烟叶三钱

用法：研细面，大油调擦患处。

第 十 方

主治：牛皮癣

处方：斑蝥七个、良姜二钱、细辛二钱、
　　　白酒五两

用法：将上药泡于酒内，七天后擦于患处。

第 十 一 方

主治：顽癣

处方：蜂房一个、白矾适量

用法：将白矾研面，放入蜂房孔内，然后置
　　　于盆底火焙之，直至白矾化尽为度，
　　　再将蜂房研细擦于患处，日二次。

186

第 十 二 方

主治：顽癣

处方：苦参二钱、全虫（土炒）一钱、防风
　　　一钱、芥税一钱、双花一钱、蝉蜕
　　　一钱、皂刺一钱、牙皂一钱

用法：苦参酒浸蒸晒九次炒黄用，酒、水
　　　各一盅，葱白三寸，水煎热服。

第 十 三 方

主治：风湿热癣

处方：苦参四钱、酒军二钱、大活二钱、
　　　防风二钱、枳壳二钱、玄参二钱、
　　　川连二钱、黄芩一钱、山枝一钱、
　　　菊花一钱

用法：共为细面，蜜丸二钱重，日三次，
　　　每次一丸。

第 十 四 方

主治：牛皮癣

处方：斑蝥二十个

1949

新 中 国
地 方 中 草 药
文 献 研 究
(1949—1979年)

1979

用法：置于瓶内，白酒或酒精泡上七至八天，然后外擦。

第 十 五 方

主治：牛皮癣

处方：卤碱、硫黄、枯矾各等份

用法：大油调匀，擦患处。

第 十 六 方

主治：顽癣

处方：川槿皮四两、大黄二两、斑蝥一个、百药煎一两四钱、雄黄四钱、轻粉四钱、海桐皮二两、巴豆（去皮）一钱半

用法：共研细面，水调敷患处。

第 十 七 方

主治：牛皮癣、外科结核病

处方：狼毒一斤、黄莲一斤（黄柏也可）、胡莲一斤、夏枯草一斤、红矾一两

用法：共研细面，水泛为丸，绿豆大，阴

188

干备用。首先每次服二至三粒，日三次，每次食后白水送下，连服一至二日，无恶心头昏、胃痛腹泻等不适反应，每次增服一粒，日增三粒，直至增到每次七粒，日三次为极量。如有副作用时，即可每次减量，一至二天，无副作用时，再增至极量。

禁忌：慢性肝、肾疾患及孕妇忌用。

注：此方请慎用，注意观察。

荨 麻 疹

第 一 方

主治：荨麻疹

处方：韭菜根适量

用法：捣烂用布包擦患处。

第 二 方

主治：荨麻疹

189

1949
新 中 国
地 方 中 草 药
文 献 研 究
(1949—1979年)
1979

处方：**红花三钱、白矾四钱、防风三钱**

用法：熬水洗患处。

第 三 方

主治：荨麻疹

处方：胡麻仁三钱、灵仙三钱、苦参三钱、
何首乌三钱、菖蒲三钱、甘草三钱

用法：水煎服，酒为引。

第 四 方

主治：皮肤搔痒

处方：双花二钱、连翘二钱、荆芥二钱、
防风二钱、苦参二钱、蝉蜕二钱、
当归二钱、牛子二钱、石膏二钱、
木通二钱、甘草一钱

用法：水煎服。

湿　疹

第 一 方

主治：湿疹

190

处方：卷柏炭适量

用法：研面，香油调擦患处。

第 二 方

主治：湿疹

处方：花椒五钱、白矾一两

用法：先熬花椒，后放白矾，温水洗患处。

第 三 方

主治：急性湿疹

处方：大黄、黄芩、黄柏、苦参各等量

用法：熬水洗患处。

第 四 方

主治：阴囊湿疹

处方：蛇床子三钱、苦参三钱、白矾三钱、
川椒三钱、青盐三钱、艾叶三钱、
蝉蜕二钱

用法：水煎洗患处。

第 五 方

主治：绣球风（阴囊湿疹）

191

1949

新　中　国
地 方 中 草 药
文 献 研 究
(1949—1979年)

1979

处方：白鲜皮一两、明雄黄一两、白糖五钱

用法：共为细面，用温水调成糊状敷患处。

鹅　掌　风

第　一　方

主治：鹅掌风

处方：卤水适量

用法：擦手。

第　二　方

主治：鹅掌风

处方：生川乌一两、白酒五两

用法：浸三至四天后，擦手。

第　三　方

主治：手癣

处方：糠油

制法：大碗一个，用厚纸糊好碗口，纸上
　　　用针扎小孔多个，上铺细米糠二至

192

三寸厚。钳取木炭数块放糠上，缓缓烧至离纸三分厚左右，避免将纸烧穿，再把纸上炭与糠除掉，取碗中油备用

用法：时时擦之。

神经性皮炎

第 一 方

主治：神经性皮炎

处方：乌蛇六钱、大芄三钱、青黛三钱

用法：共为细末，日二次，每次服一钱，开水送下。

第 二 方

主治：神经性皮炎

处方：雄黄八钱、硫黄一两、海蛸一两、凡士林七两二钱

用法：将雄黄、硫黄、海蛸共为细末与凡

193

1949

新 中 国
地 方 中 草 药
文 献 研 究
(1949—1979年)

1979

士林调成膏，重擦数次，厚涂，涂后用布包好，每日一次。

第 三 方

主治：神经性皮炎

处方：硫黄五钱、黄瓜一条

用法：将硫黄研成细末，用黄瓜一块蘸硫黄末擦患处，一日 二至三次。

水田性皮炎

第 一 方

主治：水田性皮炎

处方：青黛二钱、 生石膏四钱、 黄柏二钱、滑石三钱

制法：共为细面

用法：麻油调匀、糊状，每日涂患处一次。

第 二 方

主治：防治水田性皮炎

194

处方：五倍子五两

制法：研细末，米醋四斤，将五倍子末倒
入醋中溶解备用

用法：下田前，将药液涂在四肢易受水浸
部位，三天涂一次，可保护皮肤。

注：将患处涂上药液，可停止渗出，减
轻疼痛。

骨 结 核

第 一 方

主治：淋巴腺结核、骨结核、肺结核、副
睾结核

处方：狼毒四斤、大枣四至五斤

制法：先将狼毒置于锅中，清水浸没。上置
籠屉或帘子，将大枣装入笼屉或帘
子上，蒸煮四至五小时，后按量分服

195

1949

新 中 国
地 方 中 草 药
文 献 研 究
(1949—1979年)

1979

用法：一日三次，每次七至八个大枣。如
没有不适感，可每次增加一个枣，增
到每次十五个即可，不可再增加。

注明：病历很多，效果良好。

第 二 方

主治：骨结核溃疡（漏疮）

处方：巴豆(去皮)十一个、 珍珠（火煨）
三个、姜虫十一个、红矾二钱、红
花二钱、白古月十一个、银珠二钱
（另包出一钱），以上共研细面

用法： 鲜姜三钱、 独头紫皮蒜 一 个 、
老葱心七根， 这三味捣成泥状，
后入以上药面合匀， 香油少许，
搓成一寸半长药条 ， 再用青布一
块，卷好药条， 银珠一钱， 如布
面一样，平散药条下面，药条一端
的青布空出半寸左右， 另一头包
严， 将药让患者拿闻之。 外盖被

196

二至三小时，全身出透汗为度，每隔一日熏一次，病愈为止。一料药熏四次。

淋巴腺结核

第 一 方

主治：淋巴腺结核

处方：鲜八股牛根

制法：将根洗净，捣成泥状

用法：敷于患处十分钟后，如皮肤没何痛痒可继续敷之。

注：已破溃处亦可。

第 二 方

主治：颈淋巴腺结核

处方：白头翁（毛菇头花根）鲜者最好

用法：捣乱如泥状敷于患处，另以三两煎水顿服，一日二至三次（干者一两即可）。

197

1949
新 中 国
地方中草药
文 献 研 究
(1949—1979年)
1979

第 三 方

主治：淋巴腺结核

处方：四楞草（山拉古蛋根）一根、鸡蛋
二至四个

用法：水煎后去渣，将蛋打纹放入，煮熟
吃蛋。

第 四 方

主治：颈淋巴结核（未成脓者）

处方：雄黄、生白矾、枯矾各等量

用法：先将药研细末，凡士林调成膏状，
纱布摊贴患处，每天换一次。

第 五 方

主治：鼠疮

处方：线麻七匹（炒炭）、核桃五个（带
皮炒存性）、斑蝥十个（微炒）、
蜈蚣十个（微炒）、全蝎十个（微炒）

用法：共为细面，每次五分，一日三次，
黄酒为引，送下。

198

破 伤 风

第 一 方

主治：破伤风

处方：全退一两

用法：水煎服（频服）。

第 二 方

主治：破伤风

处方：灵仙五钱、独头蒜（去皮）一个、香
　　　油一钱

用法：共研面热酒冲服，取微汗。

第 三 方

主治：破伤风

处方：川芎三钱、升麻一钱、白芷三钱、
　　　荆子三钱、荆芥三钱、防风三钱、
　　　天麻一钱、全虫一钱、姜虫二钱、
　　　川羌三钱、桂枝三钱、灵仙三钱、
　　　南星三钱、乳香一钱、没药一钱、

199

1949

新 中 国
地 方 中 草 药
文 献 研 究
(1949—1979年)

1979

　　　　　檳榔三钱、芒硝二钱、甘草一钱

用法：水煎服，一日二次。

第 四 方

主治：破伤风

处方：明天麻五钱、生南星五钱、姜黄
　　　五钱、白芷五钱、防风五钱、白附
　　　子二两

用法：共研细面，成人每次服三钱，黄酒
　　　送下，小儿酌减。

蛇 咬 伤

第 一 方

主治：毒蛇咬伤，肿痛不可忍

处方：白芨一钱、蟾酥二分、白豆一个

用法：共研细面，用鸡蛋清调之上患处。

第 二 方

主治：蛇咬伤

200

处方：雄黄三钱

用法：研细面，口服一半，外敷一半。

足生鸡眼

第 一 方

主治：足生鸡眼

处方：乌梅肉适量

用法：捣烂入醋少许，加盐水调匀贴之。

第 二 方

主治：脚生鸡眼

处方：蜈蚣、香油适量

用法：蜈蚣放置香油内泡一、二日，取出
　　　捣烂敷之。

　　注：并治发癣。

201

1949

新 中 国
地 方 中 草 药
文 献 研 究
(1949—1979年)

1979

═五 官 科═

眼　科

第 一 方

主治：眼睛疼痛

处方：蒼耳子、蒲公英各五钱，生枝子、
　　　木贼各三钱

用法：水煎服，一日三次。

第 二 方

主治：暴发火眼

处方：龙胆草三钱

用法：水煎常服。

第 三 方

主治：夜盲

处方：蒼术面二钱

用法：每服一钱，日二次。

202

第 四 方

主治：烂眼边

处方：白矾一钱、川连半钱

用法：水煎洗之。

第 五 方

主治：暴发火眼

处方：木贼不拘量

制法：将上药切碎、加水，熬片刻，去药
渣，文火熬成膏

用法：每次一汤匙，日服三次，白开水送
下。

第 六 方

主治：夜盲

处方：苍朮一钱、地肤子五钱

用法：上药为面，每服二钱，日三次。

第 七 方

主治：云翳遮睛

处方：当归三钱、熟地三钱、天麻三钱、

203

1949

新 中 国
地 方 中 草 药
文 献 研 究
(1949—1979年)

1979

元连三钱、 全退二钱、 石决明二钱、白蒺藜二钱、望月砂三钱、木贼三钱

用法：共为细面， 每次服三钱， 一日三次，白开水送下。

中 耳 炎

第 一 方

主治：中耳炎

处方：马蛇子一个

用法：焙黄研末，香油调滴入耳中。

第 二 方

主治：中耳炎

处方：柿蒂五钱

用法：吹入耳中。

第 三 方

主治：中耳炎

204

处方：黄柏适量

用法：开水泡七天，滤取清液滴耳中一至
三滴，一日二次。

第 四 方

主治：中耳炎

处方：枯矾适量

用法：研末吹入耳中。

第 五 方

主治：中耳炎

处方：枯矾半钱、硼砂一钱、冰片三分

用法：香油调匀，滴入耳中。

第 六 方

主治：中耳炎

处方：寒水石三钱、 黄莲二钱、 冰片半
钱、青黛一钱

用法：共为细面，香油调匀，滴入耳中。

第 七 方

主治：中耳炎

1949

新　中　国
地方中草药
文　献　研　究
（1949—1979年）

1979

处方：芥穗、黄柏、枯矾各五分焙干为面

用法：除净耳内脓，将药面吹入。

第 八 方

主治：中耳炎

处方：核桃仁一两加冰片少許

用法：核桃仁焙黄加冰片，捣烂拧出油，
滴入耳中。

耳　聋

主治：耳聋

处方：乌鸦胆一个、木香一钱

用法：木香研成细面，装入胆内干后再研
成细面，吹入耳内，一天一次。

乳　娥

第 一 方

主治：扁桃腺炎、牙齦炎、口腔炎

206

处方：蜘蛛三个、明矾一钱

用法：蜘蛛三个，去头焙干入明矾，共为

细面上患处。

第 二 方

主治：乳娥

处方：元明粉一两半、硼砂五钱、白姜蚕

三钱、冰片三分

用法：共为细末，吹入喉中。

鼻　渊

主治：鼻息不利

处方：白芷五钱、苍耳子二钱、辛夷花三

钱、薄荷二钱

用法：水煎服。

本方适用于鼻渊病鼻塞多涕，甚则

黄涕如脓累及头痛等症。

1949
新 中 国
地 方 中 草 药
文 献 研 究
(1949—1979年)
1979

牙 疼

第 一 方

主治：牙疼

处方：独头大蒜一个、轻粉一分

用法：混合捣碎敷患区。

注：不可敷过一小时,否则起水泡。

第 二 方

主治：牙疼

处方：细辛叶不拘量、白酒适量

用法：细辛叶泡入酒中，以泡开为度，然
后卷成一个小圆球放于痛处。

第 三 方

主治：牙痛

处方：花椒二钱、白酒二十毫升

用法：将花椒浸泡于酒中，经过二十四小
时后用其漱口。

208

第 四 方

主治：牙疼

处方：细辛不拘量

用法：用烟袋抽。

第 五 方

主治：牙疼

处方：胡椒七至八粒、面碱二至三钱

用法：胡椒捣碎和面碱一同放于二百毫升
水中，用火熬开频频漱口。

第 六 方

主治：牙痛

处方：水边杨、柳树根五钱

用法：将杨、柳树根洗净，切碎煎浓汤含漱。

第 七 方

主治：龋齿牙痛

处方：薄荷冰少许、冰片二分

用法：共为细末，用棉球蘸药塞进牙的孔
洞内。

209

1949

新 中 国
地 方 中 草 药
文 献 研 究
(1949—1979年)

1979

第 八 方

主治：牙痛

处方：乌枚一个

用法：放在疼痛的牙齿上，咬住不动，其
　　　疼可止。

第 九 方

主治：虫牙痛

处方：巴豆、川椒各等份

用法：用饭和丸，塞牙孔内少时取出。

第 十 方

主治：牙痛

处方：麻黄二钱、甘草二钱、升麻三钱、
　　　竹叶三钱

用法：水煎服。

第 十 一 方

主治：牙痛

处方：川军六钱、石膏一两半、葛根五钱、
　　　甘草四钱、茶叶五钱

210

用法：水煎服。

第 十 二 方

主治：牙痛及头痛

处方：巴豆一个、大枣一个

用法：捣成膏涂于患处， 头痛涂 于太阳

　　　穴，牙痛涂于颊车穴。

第 十 三 方

主治：牙痛

处方：火硝、硼砂、樟脑、青盐各等份

用法：共研面擦于牙痛处。

第 十 四 方

主治：龋齿牙痛

处方：细辛一钱半、毕拨一钱半、良姜一

　　　钱半

用法：煎汤含漱不可嗯下。

第 十 五 方

主治：火牙痛

处方：生地五钱、元芩五钱、元参五钱、

211

1949

新 中 国
地 方 中 草 药
文 献 研 究
(1949—1979年)

1979

生石膏五钱、火麻仁三钱

用法：水煎服，煎液混匀分四次服，一日三次，白开水送下。

第 十 六 方

主治：牙痛及头痛

处方：細辛一钱、荆芥一钱八、连翘三钱、赤芍三钱、牛子三钱、升麻一钱半、甘草一钱、生石膏五钱

用法：水煎服，一日二次。

212

草药针剂部分

复方柴胡注射液

柴　胡	500G
细　辛	50G
注射用氯化钠	4G
苯甲醇	10ML
吐温——80	10——15滴
制成注射液	500ML

制法：取柴胡、细辛之粗粉，用注射用水湿润浸渍一小时后，进行水蒸气蒸溜，收粗溜液2,000ML，再以粗溜液进行水蒸气蒸溜，收精溜液500ML，加入苯甲醇、吐温——80，混匀、过滤、分装、熔封，100°C30分钟灭菌即得。

213

1949
新 中 国
地 方 中 草 药
文 献 研 究
(1949—1979年)
1979

用途：解热、镇痛。主治感冒、流感等症。

用法：肌肉注射，每次2ML。

注： 临床观察 1,200人次， 疗效很好，用量可增加到3——4ML。吐温——80加入过多可形成乳白色。

复方防风注射液

防　　风	150G
独　　活	150G
柴　　胡	150G
细　　辛	50G
苯 甲 醇	10ML
吐温——80	10——15滴
制成注射液	500ML

制法：同复方柴胡注射液。

用途：风湿性腰腿痛、关节痛、骨性关节炎引起的腰腿痛等症。

214

用法：肌肉注射，每次 2ML。

注：此药临床观察1,400人次， 疗效确

切、迅速，深受患者好评。

剂量可增加至每次3—4ML。

复方独活注射液

独　　活	100G	
细　　辛	50G	
柴　　胡	150G	
注射氯化钠	2.4G	
苯 甲 醇	**6ML**	
吐温——80	**9滴**	
制成注射液	300ML	

制法：同复方柴胡注射液， 仅取 粗溜液

1,200ML后取精溜液300ML。

用途：解热、镇痛。主治感冒、头痛、发

热等症。

215

1949
新中国
地方中草药
文献研究
(1949—1979年)
1979

用法：肌肉注射，每次 2——4ML。

注：此药临床使用 1,600人次，疗效确切、迅速，比复方柴胡注射液好，可代安痛定。

复方荆芥注射液

荆　芥	150G
防　风	150G
独　活	150G
柴　胡	150G
细　辛	50G
苯甲醇	10ML
吐温——80	10——15滴
制成注射液	500ML

制法：同复方柴胡注射液。

用途：风湿性腰腿痛、关节炎、骨性关节炎引起的腰腿痛等症。

216

用法：肌肉注射，每次 2 ML。

注：此药比复方防风注射液作用强，效
果好。

金黄注射液

双　花	500G
黄　芩	500G
苯甲醇	20ML
吐温——80	适量
制成注射液	1,000ML

制法：取药粗粉加注射用水湿润、浸渍一
　　　小时，煮40至60分钟，过滤，残渣
　　　再加水煎煮二次，合并滤液，蒸发
　　　浓缩至糖浆状，加上三倍量乙醇（百
　　　分之九十五），过滤除去沉淀物，回
　　　收乙醇，反复 2——3 次，至无沉
　　　淀为止，稀释至规定量，加入苯甲

217

1949

新 中 国
地 方 中 草 药
文 献 研 究
(1949—1979年)

1979

醇、吐温——80,混匀、过滤、分装、熔封， 100°C 30分钟灭菌即得。

用途：清热、解毒、消炎，可代替抗菌素。

用法：肌肉注射，每日2——3次，每次2ML。

注：本药在内、外、妇、 儿应用2,500人次，效果明显。常用术后及急慢性感染病人。

蒲公英注射液

蒲 公 英	50G
苯 甲 醇	2ML
吐温——80	3滴
制成注射液	100ML

制法：与金黄注射液相同。

用途：清热、解毒、消炎作用，可代抗菌素

用法：肌肉注射，每日2至3次，每次2ML。

218

蒲公英——2号注射液

蒲 公 英	50——100G
黄　芩	25——50G
苯 甲 醇	2ML
吐温——80	3滴
制成注射液	100ML

制法、用途、用法同蒲公英注射液。

蒲公英——3号注射液

蒲 公 英	50G
双　花	25G
连　召	25G
苯 甲 醇	2ML
吐温——80	3滴
制成注射液	100ML

制法、用途、用法同蒲公英注射液。

219

1949

新 中 国
地 方 中 草 药
文 献 研 究
(1949—1979年)

1979

升黄注射液

大　黄	250G
升　麻	250G
苯 甲 醇	10ML
吐温——80	适量
制成注射液	500ML

制法：与金黄注射液相同。

用途：各种化脓性疾病、乳腺炎、淋巴结
炎等。

用法：肌肉注射，每次2ML。

注：此药制做过程中，加入酒精后沉淀
较多，需要反复多次处理。

山豆根注射液

| 山 豆 根 | 50G |
| 苯 甲 醇 | 1ML |

220

吐温——80　　2滴

制成注射液　　50ML

制法：取山豆根切成片， 加水500ML，
并用10％醋酸调节，PH至4， 在
水浴上煎煮40——60分钟，过滤，
残渣按同法再煎煮二次，合并三次
滤液，蒸发浓缩至糖浆状，加入三
倍量乙醇（95％），放置沉淀、过滤、
回收乙醇，反复2——3次，至无
沉淀为止，稀释到规定量，加入苯
甲醇、吐温——80，混匀、过滤、分
装、熔封，100°C 60分钟灭菌即得。

用途：解热、镇痛、消炎，适用于急性喉
炎、扁桃体炎、咽喉肿痛。

用法：肌肉注射，每次2ML。

铃兰注射液

铃兰（干燥根）　5G

221

1949

新 中 国
地 方 中 草 药
文 献 研 究
(1949—1979年)

1979

40％乙醇	适量
注射用氯化钠	3.2G
苯 甲 醇	8ML
吐温——80	12滴
制成注射液	400ML

制法：取鈴兰粗粉用40％乙醇按渗漉法，制成酊剂50ML，在水浴上扩散乙醇，浓缩至1／4体积时，过滤后加上注射用氯化钠、苯甲醇、吐温——80，稀释到规定量，混匀、过滤、分装、熔封，100°C 30分钟灭菌即可。

用途：急性心力衰竭、阵发性心动过速。

用法：肌肉注射，每日二次，每次 1ML。

注：初步观察疗效尚好，有降压作用，低血压病人禁用。

元胡注射液

元　胡	500G

222

苯 甲 醇	10ML
吐温——80	适量
制成注射液	500ML

制法：取元胡粗粉，加醋酸酸化的注射用水
（PH3.5～4）浸泡一小时，沸水水浴
40～60分钟，过滤，残渣同上法处理
二次，合并三次滤液，滤至澄清、蒸
发后浓缩至300ML，加入三倍量的
乙醇（95%），静置沉淀过滤，滤液回
收乙醇，再稀释到规定量，过滤、分
装、熔封，100°C30分钟灭菌即可。

用途：镇痛、解痉、镇静、催眠作用。

用法：肌肉注射，每次2ML。

注：此药在内、外、口腔科应用500多
人次，疗效显著。外科用于阑尾
炎、十二指肠溃疡、股骨骨折等术后
病人，剂量在3——4ML时，镇痛
作用仅低于度冷丁。

223

说　明

　　一、书中的重量单位均以市制十进位为准，仅有个别的公制单位。

　　二、小儿用量（除儿科以外）按三岁以下用四分之一， 三岁至六岁用 三分之一，六岁至十二岁用二分之一即可。

　　三、书中各方，可根据不同的时间、地点及疾病的具体情况，灵活加减运用。书中各方都是中等剂量（有毒、剧药者除外，并慎用）。

　　四、内、妇、儿科中的一些常见疾病，在前面做了简要说明，其他均未加说明。

　　五、书中各方的主治中的说明，均以原方原说明，仅个别的做了删改。

　　六、针剂部分，仅选几个做为引子。

224

常见病简易方选

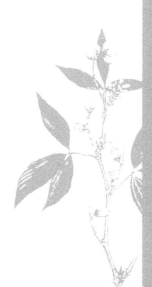

提　要

辽宁中医学院医疗教育组编。

1969 年 11 月出版。共 213 页，其中前言、目录共 12 页，正文 194 页，插页 7 页。

纸质封面，平装本。

本书分为传染病、内科病、小儿科病、外科及皮肤病、妇产科病、五官科病 6 部分，共涉及 164 种疾病，收集方剂 1000 余个。每病下列有若干方剂，每方下有组成及用法。

书中的计量单位均以市制十进位为准。

书中药物用量（除儿科以外），小儿按 3 岁以下用 1/4，3 ~ 6 岁用 1/3，6 ~ 12 岁用 1/2 即可。书中各方疗效均没有经过临床验证。各方都是中等剂量，可根据不同的时间、地点及疾病的具体情况灵活加减运用。

常见病简易方选

（试行本）

辽宁中医学院

医疗教育　　组

一九六九年十一月

目　　录

传　染　病

— 1 —

1949
新 中 国
地方中草药
文 献 研 究
(1949—1979年)
1979

内 科 病

— 3 —

1949

新　中　国
地 方 中 草 药
文 献 研 究
(1949—1979年)

1979

一 4 一

小 儿 科 病

1949

新　中　国
地方中草药
文　献　研　究
(1949—1979年)

1979

— 7 —

1949
新中国
地方中草药
文献研究
(1949—1979年)
1979

五 官 科 病

1949
新　中　国
地方中草药
文　献　研　究
(1949—1979年)
1979

傳染病

感冒

风寒感冒

1. 药方：苏叶二錢，荆芥二錢，防风二錢。

   用法：水煎服。

2. 药方：生姜三片，葱白二根，紫苏叶三錢。

   用法：水煎服。

3. 药方：葱白带须一两，黑豆三錢，生姜三錢。

   用法：水煎服。

4. 药方：荆芥、防风、桑叶各三錢。

   用法：水煎服。

— 1 —

1949

新　中　国
地 方 中 草 药
文 献 研 究
(1949—1979年)

1979

5．　药方：麻黄一錢，绿豆五錢。

用法：水煎服，热服取汗。

风热感冒

1．　药方：金银花五錢，荆芥三錢，薄荷
二錢，连翘三錢。

用法：水煎服。

2．　药方：薄荷二錢，蝉蜕一錢，牛蒡子
二錢。

用法：水煎服，取微汗。

附注：适用于风热 感 冒、头 痛、微
热、咽喉痛。

3．　药方：生姜二錢，红糖少许，茶叶一
捻。

用法：水煎服，微汗出。

4．　药方：生石膏、绿豆、白糖各一两。

用法：水煎服。

附注：适用于发热口渴。

— 2 —

256

5. 药方：霜桑叶三錢，山川柳三錢，生姜三片。

　　用法：水煎服，热服取汗。

6. 药方：贯众一两，薄荷三錢。

　　用法：用水二碗煎贯众至一碗后，放入薄荷再煎二三沸，取湯分二次服，每隔四小时服一次，如病不愈可连服数剂。

7. 药方：桃树胶。

　　用法：为细面每服二至三錢，溫开水送下。

8. 药方：荆芥三錢，桑叶三錢，炙杏仁二錢。

　　用法：水煎服。

9. 药方：桑叶二錢，薄荷一錢，大贝三錢。

　　用法：水煎服。

10. 药方：连翘、苏梗、陈皮各三錢。

　　用法：水煎服。

1949

新 中 国
地 方 中 草 药
文 献 研 究
(1949—1979年)

1979

黄疸型肝炎

1. 药方：茵陈一两，枝子二錢，板兰根一两半，柴胡二錢，甘草一錢，大枣十枚。

用法：水煎服。

2. 药方：茵陈一两，大枣十枚，白茅根一两，小蓟五錢，甘草二錢。

用法：水煎服。

3. 药方：茵陈一两，黄柏三錢，车前子三錢。

用法：水煎服。

4. 药方：茵陈、郁金各三錢。

用法：水煎服，连服六至十日。

5. 药方：青瓜蒌一个。

用法：焙干为末，日服三次，每服二錢。

6. 药方：鲜白茅根二两。

— 4 —

用法：水煎加冰糖少许服。

7. 药方：贯众一两。

用法：水煎一次，分二次服。

8. 药方：茵陈一两，玉米须一两。

用法：水煎服，日一剂。

9. 药方：鲜蒲公英二两，生车前草二两。

用法：将上药洗净捣烂用布包绞取汁。
先服明矾末二分，半小时后再服此药汁，
日一剂。

10. 药方：茵陈一两，芦根一两，白茅根
五钱。

用法：水煎服。

11. 药方：鲜土豆捣烂取汁半碗。

用法：一次温服。

12. 药方：苦丁香（瓜蒂）。

用法：为细末吹鼻内至出黄水即止。

13. 药方：马齿苋五钱，柿饼二钱，茵陈
五钱。

1949

新 中 国
地 方 中 草 药
文 献 研 究
(1949—1979年)

1979

用法：水三碗煎成一碗，服之。

14．药方：青黛一錢半。

　　用法：用凉水搅起沫，成人一次服，小儿用量酌减。

15．药方：苍术四錢，陈皮二錢，茵陈五錢。

　　用法：水煎溫服。

　　附注：适用于不发热，腹胀，大便泄泻者。

16．药方：茵陈五錢，白鲜皮五錢。

　　用法：水煎溫服。

17．药方：山豆根一两。

　　用法：为极细末，每次二錢，日服一次，开水送服。

18．药方：山葡萄根五錢。

　　用法：水煎服。

19．药方：茵陈一两，枝子四錢，板兰根五錢，大黄二錢，黄柏三錢。

— 6 —

用法：水煎服。

痢　　疾

1．药方：鲜马齿苋一斤。

用法：加水三斤煎剩一斤过滤后即可，在痢疾流行期内日服三次，每次服一茶杯的三分之一，连服三至七天。

2．药方：焦楂二两。

用法：加糖煎一次服。

3．药方：杨树穗五个。

用法：白糖为引，水煎服。

4．药方：苦参三两。

用法：炒焦为末，日服二至三次，每次服二钱。

5．药方：马齿苋一两。

用法：加蜂蜜或红白糖水煎服。

6．药方：地锦草（奶母草）一斤（干的）

— 7 —

1949

新 中 国
地方中草药
文 献 研 究
(1949—1979年)

1979

　　用法：加水十五茶杯煎十五分钟去渣取汁，再将汁浓缩成四茶杯。成年人每服八分茶杯，日服二次，加热服。小儿酌减。

7．药方：白头翁三錢，黄芩三錢，地榆三錢，马齿苋五錢，山楂片三錢。

　　用法：水煎服。

8．药方：仙鹤草五錢（鲜的一两）。

　　用法：水煎服。

9．药方：乌梅、黄连各一錢。

　　用法：共为细末，日二次，每次一錢。溫开水送下。

10．药方：鲜大蓟一大把，红糖一两。

　　用法：捣烂加红糖用滚开水冲服。

11．药方：旱莲草二两。

　　用法：水煎服。

12．药方：木香二錢，山楂片七錢。

　　用法：水煎服。

13．药方：大黄五錢，厚朴二錢，榔片四

錢，白芍六錢。

用法：共为细末，每服一錢，日服二至三次，溫开水送下。

14．药方：鲜的辣蓼草稍段三錢，连茎叶花洗淨。

用法：加水三茶杯，煎成一茶杯，分四次服，每六小时口服一次，饭前服，若严重的痢疾或腹泻可增加药量和次数。亦可炒焦黄色为细末，每次服三分，四小时一次，用开水送服。

15．药方：大蒜四头去皮捣烂。

用法：用大蒜拌煮熟的面条（不加油盐）吃。

16．药方：独头蒜一枚，红糖一两。

用法：将蒜捣碎用开水一碗浸三小时，滤过加入红糖分二次服。

17．药方：生熟山楂各一两。

用法：浓煎，服时加白糖一两。

1949

新 中 国
地 方 中 草 药
文 献 研 究
(1949—1979年)

1979

18．药方：白萝卜连 缨 四 两，白糖（或蜜）一两。

用法：捣汁加糖或蜜一次服下，每日三次。

19．药方：地榆炭二两，紫草根二錢。

用法：水煎服。

20．药方：胡黄连、灶心土、乌 梅 各 等分。

用法：共为细面，每服一錢，茶水调服一日二次。

21．药方：石竹子花草（巨麦）五錢。

用法：水煎加红糖服。

22．药方：艾叶八分，干姜八分，萝卜子一錢。

用法：水煎温服，每日三次。

附注：适用于寒湿痢疾，便白色稀脓者。

23．药方：赤石脂五錢，干姜二錢，粳米

— 10 —

三錢。

用法：水煎溫服，每日三次。

附注：适用于久痢不止，**滑脱不禁，腰痠腹**冷。

24．药方：刺猬皮焙黄。

用法：共为细面，每服二錢，姜水送下。

附注：适用于噤口痢。

25．药方：车前子不拘多少。

用法：炒成黄色为面每次三錢，服时加糖，小儿酌减。

阿米巴痢疾

药方：鸦胆子仁。

用法：每十个鸦胆子仁用包 米 面 窝窝头皮或用枣肉包成一包，第 一 天 服 二包，溫开水囫囵吞服（成人量），以后每天服一包，病愈为止。

— 11 —

1949

新 中 国
地 方 中 草 药
文 献 研 究
(1949—1979年)

1979

肺 结 核

1. 药方：鸭食荥五两至一斤（去根取茎）。

　　用法：水煎服。

　　附注：适用于肺结核喀血者。

2. 药方：白矾八錢，儿茶一两。

　　用法：共为末，加糖少许，每次服四至六分，日服四次。

白　　喉

1. 药方：白芍三錢，生地三錢，寸冬三錢，元参五錢。

　　用法：水煎服。

2. 药方：金银花五錢，甘草二錢，山豆根一錢，射干五分。

　　用法：用绿豆湯煎药，频服。

3. 药方：大青叶五錢至一两。

用法：水煎服。

4. 药方：蛤蟆胆七个，冰片适量。

用法：将蛤蟆胆用瓦焙成炭，加冰片研成末分六包，一日二次，一次一包，开水送下。

百 日 咳

1. 药方：紫皮蒜四两，白糖二两。

用法：将蒜切成片和糖用开水浸之，每次服半汤匙，每日服三次。

2. 药方：沙参、白前、百部、川贝母、天冬各二钱。

用法：水煎服。

3. 药方：鸡苦胆。

用法：将鸡苦胆刺破，加入白糖。一岁以下三天服完一个；一至二岁两天服完一个；三至五岁每天一个；五至七岁每天两个。

— 13 —

1949

新 中 国
地 方 中 草 药
文 献 研 究
(1949—1979年)

1979

4. 药方：生侧柏叶三錢，红枣十枚。

用法：水煎服。

5. 药方：天冬、寸冬各五錢，百部三錢，瓜蒌仁二錢，桔红二錢。

用法：水煎服，一至三岁煎一次分三次服；四至六岁分二次服；七至十岁一次服。

6. 药方：新鲜驴奶半小碗。

用法：日三次服。

7. 药方：百部五錢。

用法：加水200毫升煎至100毫升加适量糖，每日服三次。每次12毫升。

8. 药方：蝌蚪，每年清明至立夏期间，取池溏內蝌蚪若干，貯于洁淨坛內，封闭坛口，将坛放于石板路下（需经常有人走，以便震动，促使內部变化。）用砖压紧坛口，以防雨后污水流入，盖上石板，于次年取用（如时间再长更好）。

用法：用时取其上面的澄清液隔水燉

— 14 —

熟（勿煮沸），加适量白糖，每日三次，
每次40毫升（三岁儿童用量）可根据年令
大小酌情加减。

麻　疹

1．药方：浮萍三錢，芦根一尺长，香菜
根五根。

　　用法：水煎服。

2．药方：浮萍草二錢。

　　用法：代茶饮。

　　附注：适用于麻疹隐隐不出。

3．药方：党参、甘草、红花各三錢。

　　用法：水煎服。

　　附注：适用于麻疹半出，或出而复回，
疹现部位太少。

4．药方：蝉蜕七个去足，绿豆一把。

　　用法：用水一茶碗半，煎剩一半去
渣，兑黄酒一酒杯，分作三份，每隔五小

— 15 —

1949

新 中 国
地 方 中 草 药
文 献 研 究
(1949—1979年)

1979

时服一份。

附注：适用于麻疹 出 不 齐，全身发热。

5．药方：香荽一把。

用法：将香荽捣烂成团，反复搓前后心。

附注：适用于麻疹初期，疹出不透，烦躁不安，呼吸短促。

6．药方：郁金二錢，茜草、连翘、黄芩、紫草各二錢，甘草一錢五分。

用法：水煎，每隔三小时服一次，小儿分量酌减。

附注：适用于麻疹喘咳，下身不出，或足不太热而凉。

7．药方：鲜芦根二至三两。

用法：水煎，每日服三、四次。

附注：适用于麻疹初期。

8．药方：癩蛤蟆的胆和心各一个。

— 16 —

用法：捣碎以凉水冲服。

附注：适用于麻疹併发肺炎。

9．药方：川军、黄连各等分。

用法：共为细末，一岁服二分，两岁服三分，三岁至五岁服四分，一日三次，空腹白水送下。

附注：适用于疹后痢。

10．药方：白茅根八錢，藕节五枚，干荷叶三錢。

用法：水煎服，日三次。

附注：适用于出疹时鼻流血。

11．药方：谷精草五錢，柿饼七个。

用法：用水煎二沸，凉后再煎，共六沸，连湯和柿饼併服。

附注：适用于疹后眼生云翳。

12．药方：萝卜纓二斤，蓖麻子仁（去壳）半斤。

用法：将药捣烂放 入 盆 中，擦搓胸

— 17 —

1949
新中国
地方中草药
文献研究
(1949—1979年)
1979

背，使身体发热为度。

疟　疾

1．　药方：青蒿叶晒干。

　　用法：为面，在疟发前两小时开水吞服二至三錢，连服数日。

2．　药方：艾蒿根五錢。

　　用法：水煎服，日三次。

3．　药方：常山三錢，柴胡三錢，半夏三錢。

　　用法：水煎服。

4．　药方：常山酒炒二两，槟榔一两，青蒿一两。

　　用法：共为细末每次三錢加水一碗煎剩半碗，在发作前一次內服。

5．　药方：鸦胆子仁十粒（去壳）。

　　用法：用包米面窝头皮，包为二丸，每丸包五粒，饭后用开水囫囵吞下，一天服三次，连服三天，如发作已控制可将剂量减半，每次服五粒日服三次。

腮　腺　炎

1. 药方：红小豆（食用的）。

   用法：为细末水调涂患处。
2. 药方：板兰根一两。

   用法：水煎服，日二次。

乙 型 脑 炎

1. 药方：大青叶一两，丹皮三錢，黄芩四錢，紫草三錢，石膏四两，焦山枝三錢，鲜生地二两，苦参二錢。

   用法：水煎分二次服，四小时一次。

   附注：适用于高热不恶寒，烦渴，面赤，大汗出者。
2. 药方：大青叶五錢，板兰根五錢，连翘四錢，草河车三錢。

1949

新 中 国
地 方 中 草 药
文 献 研 究
(1949—1979年)

1979

用法：水煎服。

附注：适用于高热，口不渴的。

3. 药方：全虫二錢，蜈蚣二錢。

用法：共为末，一次五分，日三次。

附注：适用于抽搐的。

流行性脑脊髓膜炎

1. 药方：鲜桑叶三錢，菊花四錢，金银花七錢，竹叶二錢，车前子三錢，通草二錢，甘草三錢。

用法：水煎服。

附注：呕吐加竹茹、茅根、姜半夏。抽搐加元参、麦冬，另服止痉散（全虫、蜈蚣各等分）五分。

2. 药方：生石膏四两，龙胆草三錢。

用法：水煎服。

内　科　病

支　气　管　炎

1.　药方：黄芩、桔梗各三钱，杏仁二钱，芦根四钱。

用法：水煎服。

2.　药方：松塔三个，豆腐数块。

用法：放入水中煮开，空腹吃豆腐，喝汤。

3.　药方：田鸡油三钱。

用法：放入一碗水中，待泡大后加白糖一匙蒸熟吃。

4.　药方：獾子油。

用法：獾子油炒鸡蛋，每次一个，一日三次。

附注：咳嗽重者加贝母二钱。

1949

新　中　国
地方中草药
文　献　研　究
(1949—1979年)

1979

5.　药方：栀子三錢，桃仁二錢，杏仁三錢，白胡椒七粒，糯米七粒。

用法：共为细末，用鸡蛋清调合敷脚心。

6.　药方：白芥子、轻粉、白芷各三錢。

用法：共为末，用蜂蜜做饼贴在第二胸椎骨上。

附注：适用于慢性支气管炎。

7.　药方：石菖蒲、葱白、生姜、艾叶。

用法：切碎捣烂炒热，用布包裹，从胸背向下熨之。

8.　药方：生姜、红糖、核桃仁各一两。

用法：共捣如泥，每次服三錢，日三次。

附注：适用于感受风寒，咳吐白痰。

9.　药方：生姜汁、萝卜汁、梨汁各一盅。

用法：加白糖分两次温开水冲服，每日二至三次。

附注：适用于风热咳嗽。

10．药方：沙参、百合 各 五 钱，贝母二钱。

用法：水煎温服，日两次。

附注：适用于干咳无痰，喉咙发干。

11．药方：红肖梨一个，贝母二钱为末，冰糖一两。

用法：将梨去皮核切碎，同贝母冰糖放磁器内加水蒸或煮吃。

12．药方：秋白梨一个，贝母一钱为末。

用法：将梨核挖掉，放入贝母末，用水炖熟，连汤一次全部服完。

13．药方：霜桑叶、炙杏仁各五钱，冰糖一两。

用法：水煎服。

14．药方：鲜姜一两，桑皮三钱，白糖二两，大枣七个。

用法：水煎服。

— 23 —

1949
新中国
地方中草药
文献研究
(1949—1979年)
1979

15．药方：海浮石、郁金各等分。

用法：为末，每次一錢。

附注：适用于痰粘稠不易咳出。

16．药方：桑树枝一把。

用法：水两碗，煎剩一碗打入鸭蛋一个一次服完。

附注：适用于伤力咳嗽。

17．药方：生山药半碗捣烂和甘蔗汁和匀。

用法：燉熟服。

肺　　炎

1．药方：麻黄三錢，杏仁三錢，生石羔八錢，甘草二錢，炒黄芩三錢，连翘六錢。

用法：水煎服，每日一至二剂。

附注：适用于肺炎初期。

2．药方：桑皮、地骨皮、甘草各三錢。

用法：水煎服。

支气管哮喘

虚 喘

1. 药方：小冬瓜（未脱花的）一个，冰糖三錢。

用法：将冬瓜剖开，塡入冰糖，蒸半小时取出，一次服下，早晚各一次，连续服用四、五个即可。

2. 药方：乌贼骨粉三錢。

用法：服时加等量白糖，用水冲服。

附注：痰多而粘稠的慎用。

3. 药方：挂金灯皮（菇娘皮）五錢，白糖一两。

用法：水煎日服三次。

4. 药方：核桃仁二两，补骨脂三錢。

用法：水煎溫服，日二次。

5. 药方：核桃肉五錢，黄瓜子（炒黄为

1949
新中国
地方中草药
文献研究
(1949—1979年)
1979

末）五錢，炙杏仁、冰糖、蜂蜜各五錢。

用法：混合捣碎，每晚睡前服三錢，白水冲服。

6. 药方：麻黄三錢，白果五錢，甘草二錢。

用法：水煎服。

7. 药方：萝卜栽子一个。

用法：切碎用水煮，打入鸡蛋三个，煮熟后吃鸡蛋，喝汤，一日一次。

实　　喘

1. 药方：炒苏子三錢，葶苈子二錢，白芥子三錢。

用法：为末，生姜汤送下，每次二錢，日二次。

2. 药方：地龙五錢，葶苈子三錢。

用法：共为细末，每次一至二錢，温开水送下。

3. 药方：白芥子一錢，胡椒五分，细辛

二分。

　　用法：共为末，生姜汁调敷肺俞穴。

4．　药方：桃仁二錢，杏仁半錢，木鳖子二錢，糯米七粒，鸡蛋一个。

　　用法：为末用鸡蛋清拌好，糊脚心，糊十二小时。

　　附注：适用于慢性支气管哮喘。

5．　药方：白凤仙花一棵（根、茎、叶）。

　　用法：捣烂合芥末面，再捣成羔用布包好贴在两侧肺俞穴，用带扎紧 盖 被 出汗。汗出后两小时去药。

肺　脓　肿

1．　药方：桔梗七錢，甘草四錢，银花五錢，瓜蒌七錢。

　　用法：水煎服。

2．　药方：芦根五錢，生薏苡仁一两，多瓜仁一两，炙桃仁二錢，生甘草一两，桔

1949
新 中 国
地 方 中 草 药
文 献 研 究
(1949—1979年)
1979

梗三錢。

　　用法：水煎服。

3．　药方：鲜芦根三两，冬瓜子三两。

　　用法：水煎，代茶频服。

4．　药方：百合五錢，蒲公英一两，板兰根五錢，甜梨一个。

　　用法：水煎服。

5．　药方：马齿苋四两，蜂蜜一两。

　　用法：将马齿苋洗淨，加水煎熬，待煎成羔时加入蜂蜜，每 日 二 次，每次二錢，开水冲服。

　　附注：服药后可能会出现药疹，1—2日自然消失。

6．　药方：黃瓜子四两，白果一两，白芨六两，海浮石三錢。

　　用法：共为细未，每次二錢，打入鸡蛋一个用开水冲熟加白糖一匙服。

　　附注：适用于肺脓肿日久不愈，咳嗽

吐脓血，午后发热。

7． 药方：桔梗四錢，甘草三錢，蒲黄四錢。

　　用法：水煎服，可连服数剂。

8． 药方：白芨三錢，百部二錢，贝母二錢。

　　用法：共为细未，每服錢半。日三次。

9． 药方：白芨、贝母、薏苡仁各等分。

　　用法：共为细未每次二錢用米粥调服或用水送下。

咳　　血

1． 药方：桑皮三錢，沙参五錢，茅根一两，藕节一两，赭石面三錢。

　　用法：水煎服（赭石面另包冲服，每次一錢）。

　　附注：适用于肺热咳嗽，痰中带血，或纯血鲜红。

1949
新　中　国
地 方 中 草 药
文 献 研 究
(1949—1979年)
1979

2．药方：鲜藕（去皮切絲），白糖（适量）。

用法：将白糖撒鲜藕絲上，用锅蒸熟，随意吃。

附注：适用于肺热咳血。

3．药方：萝卜一个。

用法：将萝卜切去顶，挖空，再用白糖填满，将原顶盖好，黄泥包裹，炭火煨熟吃。

附注：适用于支气管炎，经久不愈，咳嗽吐血。

4．药方：生山药一斤，白芨二两。

用法：共为细末，每次用一两，用水调为稀糊，煮熟如面湯，加入白糖调匀服下，每日服二至三次。

附注：适用于肺出血，咳嗽吐血，潮热盗汗。

5．药方：百合、款冬花各等分。

— 30 —

用法：共为末，每服一至二錢，生姜水冲服。如咳喘重者，加紫苑、百部、乌梅各二錢煎水送服。

6. 药方：炒蒲黄一两，荷叶一两，桑白皮三錢。

用法：荷叶烘干为细末，与蒲黄共为细面，每服二錢，日二次，桑白皮煎湯送下。

附注：亦治吐血，衄血。

7. 药方：槐花四錢。

用法：水煎服。

附注：适用于咳血，亦治衄血、肠出血。

8. 药方：竹茹三錢，侧柏叶二錢，生地三錢，藕节四錢，白茅根一两，仙鹤草四錢。

用法：水煎服。

附注：亦治吐血。

— 31 —

1949
新 中 国
地 方 中 草 药
文 献 研 究
(1949—1979年)
1979

9. 药方：白芨四两，蛤粉二两，百合二两，百部--一两。

用法：共为细末，蜜丸二錢重，每次一丸，日三次。

附注：适用于支气管扩张咯血。

慢 性 胃 炎

寒 型

1. 药方：胡椒七粒，枣 三 个，杏仁五个（去皮）。

用法：焙干捣碎。一次服。

2. 药方：香 附 三 錢（醋制），良姜三錢。

用法：共为细末，每服二錢，开水送下。

3. 药方：姜水（鲜姜切絲用布包好挤出水），和蜂蜜等量。

用法：每次服二匙每日三次，连续服用。

4. 药方：白芍四錢，甘草二錢，砂仁一錢。

用法：水煎服。

5. 药方：食盐一碗。

用法：把盐放到锅内，炒极热，乘热用布包好，然后放在痛处，由上而下熨烫，冷时再炒再熨，不痛为止。

热　　型

1. 药方：川栋子三錢，元胡二錢。

用法：共为末，每服一錢到二錢，温开水送下，日二次。

2. 药方：核桃仁烧熟。

用法：随便吃不拘多少。

附注：适用于烧心胃痛。

— 33 —

1949

新 中 国
地 方 中 草 药
文 献 研 究
(1949—1979年)

1979

气 滞 型

1. 药方：枳壳、白朮、厚朴各三錢。
   用法：水煎服。
2. 药方：青皮、乌药各一两。
   用法：共为末，每服半錢，溫开水送下。
3. 药方：香附三錢，苏叶一錢半，枳壳二錢。
   用法：水煎服。

血 瘀 型

药方：灵脂二錢，蒲黄二錢。

用法：为细末每服二錢，溫 开 水 送下。

溃 疡 病

1. 药方：乌贼骨三两，甘草一两。

用法：为细末每服一至二錢，日三次，饭前服。

2. 药方：川楝子五两，大贝三錢，元胡四两，乌贼骨三两。

用法：为细末，每服一錢，饭前服，日服三次。

3. 药方：乌贼骨一两，瓦楞子二两，甘草五錢。

用法：为细末，每服二錢。

4. 药方：乌贼骨六两，元胡五两，甘草四两。

用法：为细末，每服一錢，日二次。

5. 药方：甘草二錢，瓦楞子八錢。

用法：为细末，每次一至二錢，日三次，饭前溫开水送下。

6. 药方：鸡蛋壳焙黃。

用法：为细末，每次一至二錢，溫开水送下。

1949
新 中 国
地方中草药
文 献 研 究
(1949—1979年)
1979

7． 药方：乌贼骨、白芨各等分。

用法：为细面，每服二錢。

附注：适用于消化道出血。

8． 药方：大贝四錢，乌贼骨五錢，甘草五錢。

用法：为末每服一錢，日两次。

9． 药方：生土豆取汁。

用法：每次服土豆汁半茶碗。

10．药方：新棉花籽炒黄为末。

用法：每次二錢，每日一至二次，淡姜湯送下。

11．药方：旱莲草、益母草各二两。

用法：同捣取汁，温开水服下。

附注：适用于消化道出血。

12．药方：莱菔子一两，草决明五錢，赭石面一錢。

用法：水煎冲服赭石面。

附注：适用于幽门狭窄而呕吐者。

13．药方：赭石面一錢。

用法：水冲服。

附注：适用于幽门狭窄而呕吐者。

慢性腸炎

寒　泻

1．药方：白术三錢，干姜一錢。

用法：水煎溫服，每日二次。

2．药方：艾叶二錢，炒秫米、红糖各三錢。

用法：水煎溫服，日二次。

3．药方：五味子二两，吳茱芋五錢。

用法：炒焦为末，每服一至二錢，陈皮一錢煎水送下。

4．药方：臭椿树根皮。

用法：为细末，每次一錢，日二次。

5．药方：生山药一斤，鸡內金三錢。

用法：共为末，熬粥代食，服时加熟

— 37 —

1949

新　中　国
地　方　中　草　药
文　献　研　究
(1949—1979年)

1979

鸡蛋黄四个一日吃完，中间不可吃饭。

附注：适用于久泻体弱。

6．药方：老柞树皮三錢。

用法：水煎服。

热　　　泻

1．药方：绿豆二两，车前子一两。

用法：水煎服，日二次。

2．药方：鲜辣蓼草（狗尾巴蓼）一把。

用法：水煎服，日二次。

水　　　泻

1．药方：炒山楂一两，生姜三片，红糖半两。

用法：水煎服。

2．药方：白术一两，车前子五錢。

用法：水煎服。

3．药方：生白矾一两，枯白矾一两。

用法：共为细末，用陈艾叶煎湯打成丸如黑豆大，溫开水送下，成人每次服五丸，小儿二丸。

4．药方：木香二錢，山楂片七錢。

用法：水煎服。

附注：有热加滑石三錢，甘草一錢。脾虛泻加白术四錢，麦芽四錢。

伤 食 泻

1．药方：炒山楂、炒麦芽、六曲各四錢。

用法：水煎服，日三次。

便　秘

虚　型

1．药方：火麻仁五錢，苏子一两研碎。

用法：煎汁二次，将汁煮大米粥服

1949

新 中 国
地 方 中 草 药
文 献 研 究
(1949—1979年)

1979

之。

2. 药方：草决明五錢。

用法：水煎服或代茶饮。

3. 药方：肉苁蓉、当归各五錢。

用法：水煎服。

实　　型

1. 药方：番泻叶五分至一錢。

用法：水煎代茶饮。

2. 药方：大黄面二錢，元明粉二錢。

用法：和匀每次一錢，早晚饭前溫开水服。

3. 药方：猪胆汁，蜂蜜适量。

用法：调和为硬膏，搓成圆条状放入肛门少许，大便即下。

4. 药方：咸萝卜。

用法：将咸萝卜削成圆柱型如手指粗长约一寸多，送入肛门內大便即下。

— 40 —

胆 石 症

药方：金钱草五钱 至 一 两，郁金五钱，黄芩三钱，枳壳三钱，木香二钱，川军二钱。

用法：水煎服。

肝硬化腹水

药方：苍术五钱，蓼实子一两，灯心五分，竹叶一钱。

用法：水煎服。

附注：适用于轻度腹水。

胆道蛔虫

药方：茵陈一两，苦楝皮五钱，枳实五钱，白芍五钱。

用法：水煎服。

药方：米醋一至二两。

1949

新 中 国
地 方 中 草 药
文 献 研 究
(1949—1979年)

1979

用法：痛时服。

3．　药方：槟榔一两，苦栋皮、使君子各五钱，枳壳三钱，木香二钱。

用法：水煎服，日两次。

吐　　血

1．　药方：仙鹤草一两，茜草三钱，藕节五钱。

用法：水煎服。

附注：各种出血，如吐血、便血、血崩、外伤出血等皆可用。

2．　药方：白芍三钱，墨六钱。

用法：共为末，蜜丸三钱重，每次一丸开白水送下。

3．　药方：猪胆汁一个，鸭蛋清四个。

用法：调匀为一付，每日一付连服三付。

附注：伤力吐血。

4．药方：生侧栢叶一两，藕节三錢，茅根三錢。

用法：水煎溫服。

5．药方：青黛二錢。

用法：用白萝卜二两，煎湯冲服。

6．药方：黄芩炭二两，地楡炭二两。

用法：共为细末，每服三錢，早晚各一次。

7．药方：白茅根四两。

用法：水煎服。

8．药方：生侧栢叶。

用法：为面黄酒或开水送下，每付三錢。

9．药方：百草霜三錢。

用法：凉开水冲服。

10．药方：生代赭石一錢。

用法：为面，白开水送服。

11．药方：鸡蛋七个，五味子四两。

1949

新 中 国
地 方 中 草 药
文 献 研 究
(1949—1979年)

1979

用法：同煮，待鸡蛋熟后，将皮敲破再煮，每次吃二至三个鸡蛋，并喝少量药汤。

12. 药方：乌贼骨一两。

用法：研末，每次二錢。米湯送服。

13. 药方：海蛤壳煆为细面、百草霜各五錢。

用法：共为细末，每次二錢，日二次，米湯送下。

附注：亦治咳血。

14. 药方：茜草一两，白芨五錢。

用法：加熟猪肉半斤，加水共煎取浓汁，日服二次，每次一匙。

便 血

1. 药方：柿饼煨炭、陈棕炭各二錢。

用法：为细末，温开水冲服。

2. 药方：升麻二錢，椿皮炭五錢，红花

— 44 —

一錢，通草五分。

　　用法：水煎服。

3．　药方：艾炭三錢，焦楂炭一两。

　　用法：水煎服。

4．　药方：椿皮一两，姜皮一錢。

　　用法：水煎，一日两次，早晚温服。

5．　药方：椿树根皮一斤。

　　用法：浓煎去渣，加入红糖四两熬成膏，早晚空腹服，每次一匙。

6．　药方：槐花炭二錢，苦参三錢，地榆三錢。

　　用法：为末，和饭糊为丸如黄豆大，饭前服，每次一至二錢。

7．　药方：炒地榆一至二两。

　　用法：水煎服。

8．　药方：木瓜面二錢，蜂蜜二錢。

　　用法：开白水冲服，日二次，连续服用。

1949

新中国
地方中草药
文献研究
(1949—1979年)

1979

9．药方：生侧柏叶一两，侧柏叶炭一两。

用法：水煎温服，每日二次。

附注：适用于先血后便。

10．药方：絲瓜炭一两，槐花一两。

用法：共为细面，每日早晚各服二錢，开水送下。

11．药方：大蚯蚓三至五条。

用法：捣泥，兑开水加白糖冷服。

12．药方：栗子花焙黄黑色。

用法：为面每次二錢，温水送下。

13．药方：茜草一两。

用法：水煎服。

14．药方：槐花炭二錢，地榆炭三錢，侧柏炭三錢。

用法：水煎服。

脱　　肛

1．　药方：鳖头一个，枯矾三分，五倍子煅三分。

　　用法：共为细面，将 面 撒 于肛门周围。

2．　药方：蝉蜕适量。

　　用法：为末香油调擦。

3．　药方：五倍子、煅龙骨各等分。

　　用法：为细面，用时先用溫开水洗肛门，用棉球蘸药面轻扑肛门周围，使脱肛复位，靜臥一小时。

4．　药方：猪油适量，蒲黄面一两。

　　用法：调匀涂于肛门周围。

5．　药方：五倍子五錢，艾叶四錢。

　　用法：水煎后薰洗肛门，每日一次。

1949

新 中 国
地 方 中 草 药
文 献 研 究
(1949—1979年)

1979

呃　逆

1.　药方：荔枝核七枚。
　　用法：炒微黄为细面一次白水送下。
2.　药方：陈皮五錢。
　　用法：水煎服。
3.　药方：炒香附五錢，炒荔枝核五錢。
　　用法：为细面，每次二錢米湯送下。
4.　药方：大蒜二瓣。
　　用法：生吃。
5.　药方：米醋一两，开水一两。
　　用法：和匀慢慢喝，先喝一口或二口，等一会再喝一次。
6.　药方：丁香一錢，柿蒂一錢。
　　用法：水煎服。

呕　吐

1.　药方：黄连三分，紫苏七分。

用法：共为细末一次服。

2．药方：藿香四錢，紫苏三錢，生姜五錢。

用法：水煎服。

3．药方：生姜三錢，灶心土三两。

用法：先把灶心土用水熬二三开，澄清再加入生姜熬服。

附注：灶心土，指烧柴草的灶心土。

4．药方：半夏三錢，苓茯四錢，生姜三錢。

用法：水煎服。

5．药方：炒麦芽三錢，生山楂三錢，生姜三片。

用法：水煎，日三次。

附注：适用于食滞呕吐，胸腹胀闷，吐酸恶食。

6．药方：新鲜白扁豆叶。

用法：捣烂，绞汁服。

— 49 —

1949
新 中 国
地 方 中 草 药
文 献 研 究
(1949—1979年)
1979

附注：适用于吐泻。

7. 药方：桔皮七钱，生姜四钱。

用法：水煎二次，一日服完。

8. 药方：鲜黄土二斤，米醋一斤，白糖半斤。

用法：先将黄土放盆中，加水三斤搅匀，待澄清后，将水倒在另一盆中，再和醋混合加入白糖，用砂锅煮开后，随时饮之。

心 绞 痛

药方：蒲黄三钱，灵脂三钱。

用法：为末，每服一钱，日三次。

高 血 压

药方：夏枯草五钱，生香附三钱，薄荷二钱，甘草三钱。

用法：水煎服。

2. 药方：夏枯草四两，香附五钱，生石决明一两，菊花三钱，蝉蜕二钱。

用法：水煎频服。

3. 药方：菊花三钱，白蒺藜三钱，夏枯草五钱，黄芩二钱，女贞子三钱。

用法：水煎服。

4. 药方：大黄酒炒一两。

用法：为细面分成三包，用开白水冲服，每次服一包，一日一次。

5. 药方：鲜小蓟（刺菜）二斤，白糖一两。

用法：将药洗净切碎，纱布包绞取汁，拌糖服。第一次服四两，以后可加至半斤。

附注：忌烟酒及脂肪多的食物。

6. 药方：猪毛菜（扎蓬棵）一两。

用法：水煎服。每日一剂，分三次服。

1949

新 中 国
地 方 中 草 药
文 献 研 究
(1949—1979年)

1979

7．药方：生石决五錢，寄生四錢，夏枯草四錢，元参五錢。

　　用法：水煎服。日二至三次。

8．药方：马斗铃三錢。

　　用法：煎湯一次服，每日二剂。

9．药方：海蜇一斤。

　　用法：海蜇洗淨后，用冷水泡一天一夜，第二天早、午、晚换水三次，至第三天上午取出，切成小条，用陈醋拌好，不加盐、酱、油等物，随 意 吃 之，三天吃完。

10．药方：鲜葡萄叶三个，葡萄须三个，鸡蛋三个。

　　用法：先将前二味放白水內煮开，再入鸡蛋，待鸡蛋熟后，食蛋服湯 一 次 用完。

11．药方：苞米须五錢。

　　用法：水煎服。

12．药方：开花前的新鲜臭梧桐叶及茎。

用法：阴干为面，每次五分，日三次。

13．药方：草决明五錢。

用法：开水泡，当茶喝。

14．药方：夏枯草五錢至一两。

用法：水煎服。

15．药方：鲜车前草二十至三十棵。

用法：水煎分三次服，每日一剂。

16．药方：青木香一两。

用法：用水一茶杯煎成半杯，分三次服。

17．药方：寄生五錢，杜仲五錢，泽泻五錢。

用法：水煎服。

18．药方：元参五錢。

用法：水煎服。

19．药方：白薇五錢，泽兰三錢，炙山甲

— 53 —

1949

新　中　国
地 方 中 草 药
文　献　研　究
(1949—1979年)

1979

二錢。

　　用法：每日一至二剂，水煎，连续服用。

　　附注：适用于脑出血。

肾　　炎

1.　药方：西瓜一个，紫皮蒜30瓣。

　　用法：将西瓜顶上开一四方口，把蒜瓣放入，用砂锅炖熟，一次服。

2.　药方：西瓜皮二两，白茅根一两。

　　用法：水煎一次分三次服，一日服完。

3.　药方：蓼茎一两。

　　用法：水煎取湯臥鸡蛋一至二个，连湯吃，每日一次。

4.　药方：白茅根七錢，地骨皮三錢，茯苓四錢，桑白皮四錢，丹皮三錢，小薊四錢。

用法：水煎服。

5. 药方：鲜鲫鱼一斤，黄豆半斤，糖四两。

用法：清水煮熟，分二次吃。

6. 药方：苞米须二两。

用法：水煎服。

7. 药方：夏枯草一两。

用法：水煎服。

8. 药方：石花。

用法：不拘数量，煮水喝。

9. 药方：老头草一两。

用法：煮水卧鸡蛋三个食之。

10. 药方：皂角二两，巴豆霜二两。

用法：米醋浸三天为面。金不换墨二两醋浸三天共蒸透为丸如黄豆大，每次一至二丸，以陈皮米醋煎汤为引。

附注：禁忌小米饭、鱼、盐。

11. 药方：益母草二两。

1949

新　中　国
地　方　中　草　药
文　献　研　究
(1949—1979年)

1979

用法：水煎服。

12．药方：霜打葫芦四两，青蛙二个。

用法：焙干为细末，分三次服，黄酒或水送下。

13．药方：鲤鱼(去內臟) 一条(四两)，茶叶二錢。

用法：将茶叶装入鱼腹內煮熟，吃鱼肉喝湯。

14．药方：红小豆（食用的）五錢，鲤鱼一条（去內臟）。

用法：同蒸食之。

15．药方：西瓜汁一碗。

用法：不煎，凉喝，每日二次一次一碗。

16．药方：黑白牵牛各二錢，生姜三錢。

用法：水煎溫服。

附注：体弱者慎用。

17．药方：胡萝卜纓。

用法：蒸熟吃，每日用一斤分三次用，连服一周为一疗程。

18．药方：蝈蝈三个，滷水一杯。

用法：将蝈蝈用滷水浸七天，然后取出焙黃为末，每次一个白水送下。

19．药方：甘遂五分，猪腰子一个。

用法：甘遂为面装猪腰子內煮熟，连湯食之。

20．药方：煮熟豆汁二两，米醋一两。

用法：上二味和匀，一次服。

21．药方：田螺一只，大蒜一枚，车前草三棵。

用法：共捣烂作饼，敷脐上。

22．药方：土狗（蝼蛄）三个焙黃。

用法：为细末黃酒冲服。

23．药方：蝼蛄三十个焙干，甘草三錢。

用法：共为细末，每服五至七分，日三次。

1949

新 中 国
地 方 中 草 药
文 献 研 究
(1949—1979年)

1979

附注：适用于水肿呕吐尿闭不通，头晕者。

肾 盂 肾 炎

1． 药方：乌梅五錢，扁蓄三錢，公英一两，黄柏四錢。

　　用法：水煎服。

2． 药方：蒲公英二两。

　　用法：水煎服。

3． 药方：白菊花一两，刘寄奴五錢。

　　用法：水煎服。

膀 胱 炎

1． 药方：滑石粉一两（布包），黄柏三錢。

　　用法：水煎服。

2． 药方：白茅根七錢，甘草四錢。

　　用法：水煎服。

3． 药方：谷莠子（不结米的谷穗）三至四个。

用法：煮水放少量糖当茶喝。

尿　　血

1． 药方：生蒲黄、滑石粉各等分。

用法：共为细面，每服二錢，白水送下。

2． 药方：旱莲草、车前子各五錢。

用法：水煎空腹服。

3． 药方：刘寄奴。

用法：为末，每次用二錢，茶调空腹服。

4． 药方：郁金一个。

用法：烧存性为面黄酒冲服。

5． 药方：大黄、泽泻、炙杏仁各二錢。

用法：共为末，每次服二錢，灯心、竹叶煎水为引。

1949
新 中 国
地方中草药
文 献 研 究
(1949—1979年)
1979

6．药方：车前草、旱莲草各三錢。

用法：水煎服，日二次。

7．药方：白茅根四两。

用法：水煎服，日三次。

8．药方：当归三錢，阿胶三錢，煅牡力五錢。

用法：水煎溫服。

9．药方：海金沙三錢，川军三錢，牛夕三錢。

用法：共为细面，每服三錢，白水送服。

10．药方：木通、车前、甘草各三錢，干生荣秸四錢。

用法：水煎服。

泌尿系统结石

1．药方：金錢草二至六两,海金沙八錢,滑石粉八錢,炙穿山甲三錢,牛夕三錢,川楝子三錢。

　　用法：水煎服。

2.　药方：金錢草二两，车前草一两，五灵脂三錢，木通三錢。

　　用法：水煎服，日二次。

3.　药方：金錢草二两，藕节三錢。

　　用法：水煎二次，分四次服，一日服完。

遗　　尿

1.　药方：桑螵蛸一錢，內金二錢，鸡肠一具洗淨焙干，猪尿胞一个洗淨焙干。

　　用法：共为细末，成人每次服二錢，一日二次米湯送下。十岁小儿每次一錢，一日三次米湯送下。

2.药方：生猪尿胞或羊尿胞一个，桑螵蛸五錢，杜仲三錢。

　　用法：水煎热服。

1949

新　中　国
地方中草药
文　献　研　究
(1949—1979年)

1979

3．　药方：桑螵蛸三錢，故纸三錢，复盆子二錢，兎絲子三錢，益智仁三錢。

用法：水煎温服，日二次。

4．　药方：生芪一两，桑螵蛸五錢，益智仁五錢，补骨脂五錢，大枣十枚。

用法：水煎服。

5．　药方：桑螵蛸四錢，复盆子四錢，生山药四錢，韮子四錢。

用法：共为细末，每晚睡前服一錢。

6．　药方：益智仁五錢，乌药三錢。

用法：水煎服。

7．　药方：桑螵蛸、益智仁各一两。

用法：水煎服，日二次。

8．　药方：桑螵蛸、益智、复盆子、杜仲各三錢，甘草一錢。

用法：水煎服。

9．　药方：桑螵蛸五錢，內金二錢。

用法：水煎服，日二次。

10．药方：白果一两，元肉三个，肉桂五分，破故纸三錢。

用法：水煎每晚睡前一次服完。

11．药方：血余炭五分，鸡蛋一个，香油适量。

用法：将血余炭放鸡蛋內搅匀，以香油煎，每晚服一个。

12．药方：猪尿胞一具，党参三錢，生芪四錢，升麻一錢，桑螵蛸三錢。

用法：先将猪尿胞洗淨，再将上四味药装入其中，放在锅中加水三茶杯并加酱油适量，作为调味，待尿胞煮熟后去药渣，睡前将尿胞连湯一起服下。

乳 糜 尿

1．药方：向日葵梗心二錢。

用法：加水十茶杯煎，分二次早晚空腹服完。

1949
新 中 国
地 方 中 草 药
文 献 研 究
(1949—1979年)
1979

尿 闭

1. 药方：马蛇子一条，木通二錢，附子一錢，川军二錢。

　用法：共为面，每 服 二 錢，白水送下。

　附注：马蛇子抓住后喂小米一日焙干研。

2. 药方：蟋蟀七个焙干为面。

　用法：一次服。

3. 药方：凤眼草四錢，小茴香二錢。

　用法：水煎服。

4. 药方：牵牛子、马蔺子、车前子、莱菔子、蓼实子各等分。

　用法：共为细面，每 服 一 錢，日二次。

5. 药方：木耳二錢，蓖麻油一两。

　用法：将蓖麻油烧沸后投木耳立即取

出以免焦枯，将炸好的木耳为末用白水送下。

附注：适用于产后尿闭。

6．药方：肉桂二錢，茯苓四錢。

用法：水煎服。

7．药方：升麻一錢，车前子二錢。

用法：水煎服。

8．药方：益母草、藿香各一两。

用法：为末蜜丸二錢重，早晚各一丸。

9．药方：葱白一斤。

用法：葱白入锅炒热，作饼一个，乘热贴脐部。

10．药方：葱白三寸长三根，白矾半两。

用法：捣烂敷脐部。

11．药方：独头蒜一个，栀子七个，盐一捻。

用法：捣烂如泥，绵纸包裹贴于脐部。

1949

新 中 国
地 方 中 草 药
文 献 研 究
(1949—1979年)

1979

12. 药方：白矾、白酒，分量不拘多少。

用法：先选透明的白矾一块，用茶杯或碗盛酒，后以矾在酒内研约五分钟，用时以手指蘸矾酒在患者脐部揉约十五分钟。

糖 尿 病

1. 药方：猪胰子七个。

用法：将猪胰子焙干为末，炼蜜为丸二钱重，每服一丸，日服二次。

2. 药方：石膏二两，生地一两。

用法：每日水煎代茶饮，需长时间服用。

3. 药方：苞米须二两。

用法：水煎服。

4. 药方：黑豆、天花粉各等分。

用法：为末每次二钱。用蚕茧、黑豆煎水冲服。

5. 药方：蚕茧七个，红枣七个。

用法：水煎浓湯，代茶随时服用。

6. 药方：蚕蛹一两，苞米须二两。

用法：水煎服，一日二次。

尿 崩 症

药方：生芪二两，焦术三錢，茯苓三錢，泽泻一錢，桂枝一錢。

用法：水煎服。

甲 状 腺 肿

1. 药方：鱼鳔，不构多少。

用法：剪成小块，用香油炸至膨胀时取出，每次吃二錢，日两次。

2. 药方：龙须菜七两，昆布二两，山豆根一两。

用法：共为细面，日服二次，每服一錢，白开水送下。

1949
新 中 国
地 方 中 草 药
文 献 研 究
(1949—1979年)
1979

3. 药方：海蛤粉二两，海藻二两，海螵蛸二两，煅牡力二两，象贝母五錢，青皮五錢。

用法：共细末，每服二錢，日二至三次，连服一至三个月。

风湿性关节炎

1. 药方：红花、防风、威灵仙各三錢。
用法：水煎服。

2. 药方：茄秧。
用法：煎水洗患处。

3. 药方：杨树枝、柳树枝、松树枝、桑树枝各五錢，苍耳子三錢。
用法：水煎服。

4. 药方：泽兰三錢，白薇二錢，炮山甲一錢。
用法：水煎服。

5. 药方：炙草乌三錢，老鹳草五錢，穿

山龙五钱，羊藿叶五钱，黄柏五钱，苍术五钱。

用法：共为细末，每次一钱，白开水送下。

6．药方：当归、红花、牛夕、炙川乌、炙草乌、老鹳草各三钱。

用法：白酒一斤，将上药泡七天去渣，每次一小盅。

附注：禁多饮。

7．药方：穿山龙一两，白酒半斤。

用法：将穿山龙浸泡白酒中二十四小时，每次服一盅，一日三次。

8．药方：苍术四钱，黄栢三钱。

用法：水煎服。

9．药方：红花、白芷、防风各五钱，威灵仙三钱。

用法：用黄酒煎，温服出汗。

10．药方：野葡萄藤二两。

1949

新　中　国
地 方 中 草 药
文　献　研　究
(1949—1979年)

1979

用法：水煎服。

11．药方：酒炒桑枝五錢，陈松节三錢，酒炒忍冬藤一两。

用法：水煎服。

12．药方：鲜桑枝三斤，豨莶草二斤。

用法：熬成浓汁，加酒、糖各半斤，分七日服，每日三次。

13．药方：茄根一两，松节一两，桑枝一两。

用法：水煎溫服，每日二次。

14．药方：炙川乌、炙草乌、乌梅、首乌、乌蛇各二錢。

用法：用白酒一斤浸泡一周，早晚各服一小酒盅。

附注：禁多饮。

15．药方：生石膏七錢，知母二錢，甘草二錢，桂枝一錢五分。

用法：水煎溫服，日二次。

附注：适用于关节红肿热痛，遇冷减轻。

16．药方：贯筋草（老鹳草）不拘多少。

用法：用水煎熬成膏。

附注：根据发病部位选下列药物煎湯送贯筋膏三錢。

下肢痛用牛夕二錢，木瓜二錢；腰痛用杜仲二錢，川断三錢；上肢痛用桂枝二錢，羌活二錢。

17．药方：蛇退一錢剪碎，鸡蛋三个。

用法：鸡蛋破顶去清一部份，将蛇皮分装三个鸡蛋內，慢火烧焦存性，带壳研细面分三次服，黄酒冲服。

附注：幷治闪腰岔气。

18．药方：防己、红花、儿茶、土虫各三錢。

用法：共为细末，每次一錢五分，黄酒冲服。

1949
新 中 国
地 方 中 草 药
文 献 研 究
(1949—1979年)
1979

19．药方：木耳二两，年健三两，地枫三两，老鹳草一斤。

用法：共为细面，每次二錢。白开水送下。

过敏性紫癜

1．药方：银花、连翘、当归、生地、玄参、丹皮各三錢，桑枝五錢。

用法：水煎溫服。

2．药方：大枣。

用法：成人每服生红枣十枚，一日三次。小儿每天煮大枣二十枚，连肉带湯分数次服。

血小板减少性紫癜

1．药方：槐花四錢，侧柏叶三錢，大枣二两。

用法：水煎服。

— 72 —

贫　血

1.　药方：皂矾四两，大红枣肉四两，核桃仁四两，蜂蜜四两。

　　用法：先将皂矾、大枣、核桃仁捣极烂，再下蜂蜜捣匀，为五分重丸，一日二次服，每次一丸。

2.　药方：仙鹤草二两，红枣十个。

　　用法：水煎，一日分数次服。

3.　药方：黑木耳一两，红枣三十枚。

　　用法：煮熟，连湯一次吃完。

4.　药方：炙何首乌八两。

　　用法：为末，每次五錢，与鸡蛋一个混合，调匀蒸熟吃。

5.　药方：当归四两，侧柏叶四两。

　　用法：共为细末，炼蜜为丸二錢重，每日早晚各服一丸，开水送下。

　　附注：并能治头发脱落。

1949

新 中 国
地方中草药
文 献 研 究
(1949—1979年)

1979

6.　药方：当归二两，丹参五两，白芍一两。

　　用法：为细末，每服一钱，日三次。

7.　药方：黄精四两，当归四两。

　　用法：用黄酒共蒸透，晒干 研 末 蜜丸，每丸二钱，早晚各服一丸。

　　附注：适用于血虚，四肢无力，肌肤痿黄症。

坏　血　病

1.　药方：山里红、白糖、黑豆（捣烂）各四两。

　　用法：加水三杯，煎开后，再加黄酒四两一次服完，不能饮酒的，少加作引亦可。

蛔　虫　症

1.　药方：大葱汁、生豆油等量。

— 74 —

用法：二至三岁约服20毫升，三至五岁服50毫升。

2. 药方：苦栋根皮四錢。

用法：水煎服。

3. 药方：使君子三錢，石榴皮三錢。

用法：水煎服。

4. 药方：使君子三錢，雷丸一錢，乌梅肉八分，花椒十粒。

用法：水煎服。

條 虫 症

1. 药方：南瓜子二两，槟榔二两。

用法：南瓜子炒为末，水煎绞汁，晨起空腹服，过一小时后服槟榔煎剂，排便时患者坐温水盆上。

2. 药方：槟榔二两，石榴皮三錢，贯众四錢。

用法：水煎空腹服。

1949

新　中　国
地方中草药
文　献　研　究
(1949—1979年)

1979

蛲　虫　症

1.　药方：蝉蜕、枯矾、冰片各等分。

　　用法：共为细末，用棉球蘸药擦之，或送入肛门内。

2.　药方：明矾。

　　用法：每晚睡前将明矾一小块塞入肛门内，早晨取出，连用数次至虫净为度。

3.　药方：棉花一块（枣核大），煤油适量。

　　用法：每晚睡前用棉球蘸煤油放肛门内约一寸深，可连用三至四次。

4.　药方：寒水石一钱，雄黄一钱，冰片三分，枯矾一钱。

　　用法：共为细面，以棉花球蘸药，睡前塞肛门内。

5.　药方：花椒一两。

　　用法：用水二斤煎成三两，滤过后，

— 76 —

每晚睡前用棉花蘸药水塞肛门中。

头 痛

1. 药方：红扫帚子一小把。

   用法：水煎服。

2. 药方：青萝卜一个，自然铜一块。

   用法：将萝卜捣烂绞取汁，再将自然铜烧红浸入萝卜汁內用鼻吸其热气。

3. 药方：制首乌五錢，菊 花 二 錢。

   用法：水煎溫服，一日二次。

   附注：适用于血虚头疼，夜间痛重，自觉从项后至脑上冲疼痛，眉棱骨也痛。

4. 药方：荆芥穗、生石膏各等分。

   用法：为细末，每服一錢，茶水或开白水送下。

   附注：适用于风热头痛。

5. 药方：川芎二錢，白芷二錢，石膏五錢。

1949

新 中 国
地 方 中 草 药
文 献 研 究
(1949—1979年)

1979

用法：水煎服。

附注：适用于风热头痛。

6.　药方：白芷一两，川芎五錢，甘草二錢。

用法：为细面，每次二錢，日服二次。茶水或白水送下。

附注：适用于风寒头痛。

7.　药方：细辛适量捣烂。

用法：用白酒、面粉调匀敷太阳穴。

附注：适用于风寒头痛。

8.　药方：白芷一两二錢，川芎八錢，细辛一錢。

用法：为细末，每服一錢白开水送下。

9.　药方：当归二錢，川芎二錢，生姜三片，葱白七根。

用法：水煎服，出微汗。

附注：适用于风寒头痛。

10.　药方：荆芥穗三錢，鸡蛋三个。

用法：芥穗为末，每个鸡蛋装一钱，烧熟吃，每次一个。

附注：适用于偏头痛。

11．药方：生萝卜汁。

用法：仰臥，注入痛侧鼻腔中约0.5毫升。

附注：适用于偏头痛。

12．药方：白芷、天麻、荆芥各三钱。

用法：水煎服。

附注：适用于风寒头痛。

胸 胁 痛

1．药方：木香、玉金、姜黄、川芎、枳壳各等分。

用法：共为细面，每次一钱开水送下。

2．药方：全瓜蒌一个连皮切碎，红花三钱。

1949

新 中 国
地 方 中 草 药
文 献 研 究
(1949—1979年)

1979

用法：水煎溫服，一日二次。

3． 药方：元胡、川楝子各五錢。

用法：为细末，每服二錢。

4． 药方：香附、玉金、柴胡各等分。

用法：共为细末每次一錢。

5． 药方：玉金，姜黃各等分。

用法：共为细末每服一錢。

6． 药方：醋炙香附三两，姜黃三两，內金五錢。

用法：共为细末，每服一錢，日服三次。

附注：适用于肋痛腹胀。

7． 药方：瓜蔞皮一两，絲瓜络四錢，白茅根四錢。

用法：水煎服。

附注：适用于肋间神经痛。

8． 药方：大气包七枚。

用法：剪碎水煎取汁，日三次饭后溫服。

— 80 —

附注：适用于气郁上攻胁痛。

腰　　痛

1．药方：白术一两。

用法：用黄酒三茶杯，煎成一杯，随时服用，一天服完。不会喝酒的水煎服亦可。

2．药方：核桃五个，黑豆一两，生艾叶一钱半。

用法：水煎温服，每日两次。

3．药方：补骨脂一钱半，核桃肉五钱。

用法：每日一剂，水煎两次，分两次服。

4．药方：丝瓜络炒三两。

用法：为细末，每次服一至三钱，温酒送下，一日二次。

5．药方：黄蘑一两。

用法：黄酒、水各半煮烂后，再打入

— 81 —

1949

新　中　国
地 方 中 草 药
文　献　研　究
(1949—1979年)

1979

鸡蛋五个，一次服取汗。

6．药方：核桃一两焙，故纸五錢，羊藿叶五錢。

用法：共为细面，每次二錢，白水送下。

鹤　膝　风

1．药方：白芷一斤。

用法：切碎，用黄 酒 熬 羔，日服二次，每服二錢，米醋送服。

2．药方：白芷四两，白酒半斤。

用法：共煮成糊状，摊于棉布上，乘热裹贴患处，三日一换。

3．药方：何首乌一至二两。

用法：水酒煎服，以微醉为度，其渣也可外敷。

4．药方：生黄芪五两，石斛一两半，肉桂二錢。薏米一两半。

用法：水煎服，取汗，在汗出时继服第二次。

5. 药方：生芪半斤，远志二两，牛膝二两，石斛二两，金银花二两。

用法：水煎，溫服取汗。

6. 药方：大蛤蟆一个。

用法：剖开不去内脏，敷贴患处。

7. 药方：鲜苍耳草。

用法：捣烂敷患处。

鸡 爪 风

1. 药方：煅海螺六錢，桂枝三錢。

用法：共为细末，分三包，一日两次，一次一包，早晚黄酒送下。

2. 药方：鱼鳔炒焦三錢。

用法：为面，用黄酒送下，连服二、三次。

3. 药方：榛蘑五錢（病重用一两），红糖

1949

新 中 国
地 方 中 草 药
文 献 研 究
(1949—1979年)

1979

五錢，烧酒一两（不能喝酒的可少用）。

用法：先将榛蘑用溫水泡开洗淨，放锅里加水三大碗，燉剩一大碗，加入红糖、烧酒混合一次服，服后盖被出微汗。

4. 药方：海螺二錢煅，鸡蛋壳二錢炒黑，当归一两。

用法：为细面，每服三錢，烧酒或黄酒为引，一日二次。

眩　晕

1. 药方：薄荷三錢，生蜂蜜一两。

用法：用水煎薄荷取汁去渣，加入蜂蜜煎一沸晚间溫服。

2. 药方：沒有孵出小鸡的鸡蛋一个。

用法：焙黄为细面，开白水冲服。

3. 药方：五味子三錢，酸枣仁三錢，山药三錢，当归二錢，元肉五錢。

用法：水煎服。

4. 药方：丹参三錢，炙耆五錢，酒白芍三錢。

　　用法：水煎服。

　　附注：适用于气血虚的眩晕。

5. 药方：当归八錢，川芎四錢，荷叶四錢。

　　用法：水煎服。

　　附注：适用于血虚眩晕。

盗汗和自汗

　　药方：苞米秸瓤不拘量。

　　用法：水煎服。

面神经麻痹（口眼歪斜）

1. 药方：黄鳝鱼血。

　　用法：塗患侧一宿洗去。

2. 药方：蝉蜕三个。

　　用法：为细末，黄酒为引一次服，出微汗。

1949

新 中 国
地 方 中 草 药
文 献 研 究
(1949—1979年)

1979

3. 药方：炙白附子一錢，全蝎一錢（代足尾）。

用法：水煎服，黄酒为引，或为末分三次服。

4. 药方：鲜鳖血。

用法：将鲜鳖血，塗面部，向左歪涂右边，向右歪塗左边。

癫　痫

1. 药方：黄瓜藤二两。

用法：用水三茶杯煎成两茶杯，分两次服。

2. 药方：雄黄三錢，郁金三錢，巴豆霜五分。

用法：共为细末，成人每服一分，三岁小儿每服一厘。三岁以下酌减。

3. 药方：驴胎盘一个。

用法：焙干，为末，一次三分，日服

三次。

4. 药方：老乌鸦一只，明矾半斤。

用法：将乌鸦用泥封住，烧干与明矾共为细末，每次一錢，日服三次。

精神分裂症

1. 药方：郁金五錢，白矾二錢。

用法：为末，每次五分，日服一次，温开水送下。

附注：本方亦治癫痫。

2. 药方：钩藤五錢，石菖蒲一錢，胆南星二錢，黄柏二錢，生石膏五錢。

用法：水煎服。

癔　　病

药方：甘松四錢·陈皮一錢。

用法：水煎服。

1949

新 中 国
地 方 中 草 药
文 献 研 究
(1949—1979年)

1979

耳病性眩晕

药方：泽泻一两，白术五錢，牛膝三錢。

用法：水煎服，第一天可服二剂，后每日一剂。

失　眠

1.　药方：炒酸枣仁五錢，茯神三錢。

用法：共为细末，每 次 三 錢，睡前服。

2.　药方：落花生叶三两。

用法：水煎分三次服。

3.　药方：夜交藤一两。

用法：水煎服。

砒　中　毒

1.　药方：白矾末一錢。

用法：凉水送下。

2. 药方：连翘、防风各二两。

用法：共为细末，凉水送下。

火柴头（磷）中毒

药方：鸭蛋一个。

用法：用凉水搅开，加白糖少许服之。

河豚中毒

药方：鲜薤白四两。

用法：生吃。若无鲜的可用干的一两，水煎服下。

煤气中毒

1. 药方：米醋三匙，白糖一两。

用法：凉水一碗冲服。

2. 药方：溃酸荣水一茶杯。

用法：凉灌服。

— 89 —

1949

新 中 国
地 方 中 草 药
文 献 研 究
(1949—1979年)

1979

3. 药方：白萝卜捣烂绞汁。
   用法：慢慢灌之。

卤 水 中 毒

1. 药方：生豆油半斤。
   用法：灌服。
2. 药方：白糖适量。
   用法：将白糖用凉水送下。
3. 药方：鸡蛋清五至十个。
   用法：凉水搅开灌下。

野 菜 中 毒

1. 药方：薤白三錢，香菜二錢。
   用法：捣烂取汁服下。
2. 药方：绿豆一两，甘草三錢。
   用法：水煎服。

— 90 —

螃 蟹 中 毒

1. 药方：薤白五錢，紫苏三錢。
   用法：水煎服。
2. 药方：生姜二錢，紫苏三錢。
   用法：水煎服。

杏 仁 中 毒

药方：老杏树皮二两。
用法：水煎服。

1949

新　中　国
地 方 中 草 药
文　献　研　究
(1949—1979年)

1979

小 儿 科 病

急　惊　风

1.　药方：猪胆汁。

　　用法：猪胆汁半匙，开水冲服。

2.　药方：全蝎五分，硃砂二分。

　　用法：共研细面，分二次服，薄荷湯送下。

3.　药方：天竺黄三錢，牛蒡子二錢，薄荷五分。

　　用法：水煎服，日三次。

4.　药方：陈胆南星八分，硃砂二分，石菖蒲三錢，鲜生姜三片。

　　用法：前二味共研细面，分 二 次 服（三岁剂量），菖蒲、生姜煎湯送面药。

　　附注：适用于小儿浑身发烧，牙关紧

— 92 —

闭，手足抽搐，目睛上视，啼不出声。

5.　药方：雄鸡冠血适量。

　　用法：兑溫开水服。

消 化 不 良

1.　药方：焦楂、炒麦芽、炒六曲各一錢，鸡內金三錢。

　　用法：共为细面，每服二分，日三次。

　　附注：适用于腹胀泄泻，大便內有乳块。

2.　药方：包米骨头烧炭。

　　用法：为细面，每次服半錢。

3.　药方：木香二分，山楂片三錢，白术一錢，麦芽一錢。

　　用法：水煎服。

1949
新 中 国
地 方 中 草 药
文 献 研 究
(1949—1979年)
1979

营养不良（疳积）

1. 药方：鸡内金二錢，山楂核三十粒。

　　用法：共为细面，每次服五分，日服三次，开水送下。

2. 药方：白术二两，内金一两。

　　用法：共为细面，每服三至五分，日服三次，开水送下。

3. 药方：王八一个。

　　用法：将活王八去盖，砸 碎 捣 为肉泥，贴肚子上，约一小时去掉。

佝 偻 病

　　药方：鸡蛋皮焙黄。

　　用法：研成面，每次一至二錢，一日三次。

口 腔 炎

1． 药方：生驴奶适量。

用法：口服。

2． 药方：细辛三錢。

用法：为细面，加白面适量，以水调成糊状，敷脐部用布带固定。

脐 炎

1． 药方：五倍子一錢。

用法：炒深黄色，研细面敷脐。

2． 药方：马齿苋不拘量。

用法：烧成灰研末外敷。

3． 药方：蚕茧二个。

用法：焙焦黄，加冰片少许，研为细末撒脐上。

附注：适用于小儿脐烂流水。

4． 药方：车前草穗。

— 95 —

1949

新　中　国
地 方 中 草 药
文　献　研　究
(1949—1979年)

1979

用法：半生半炒，为末撒脐部。

5.　药方：黄柏三錢。

　　用法：研末敷之。

脐　　疝

药方：生杏仁二錢。

用法：捣烂作饼，贴脐眼上，用布带裹紧。

流　　涎

1.　药方：益智仁。

　　用法：为细面，每次三分至五分。

2.　药方：杨蜊子（未出罐的）。

　　用法：烧熟吃，每次三至五个。

胎　　毒

1.　药方：黑豆适量研面，香油适量。

　　用法：用香油浸泡黑豆面，用其油涂

患处。

<h1 style="text-align:center">夜　啼</h1>

1.　药方：蝉蜕一錢。

　　用法：水煎频饮。

2.　药方：灯芯　不拘多少。

　　用法：烧灰，临睡前蘸乳头上，小儿随乳吃下。

3.　药方：蝉蜕十个去头足，甘草一錢。

　　用法：为细末，开水调服，若风热过胜，可加薄荷，每服一至二分。

4.　药方：蝉蜕一錢，勾藤一錢。

　　用法：水煎，分三次服。

1949
新 中 国
地 方 中 草 药
文 献 研 究
(1949—1979年)
1979

外科及皮肤病

骨 结 核

1. 药方：鲜天南星。

   用法：捣烂敷患处。

2. 药方：新鲜的白藓皮根。

   用法：捣烂敷患处。

3. 药方：马兜铃根，白矾适量。

   用法：捣烂敷患处。

4. 药方：小蛇一条，豆油适量。

   用法：将小蛇一条放在豆油瓶内封闭，埋在地下一百天取出，用蛇豆油滴在患处。

5. 药方：五倍子一两，米醋二两，蜂蜜一两。

   用法：共熬成膏摊在布上贴患处。

附注：主治骨结核肿瘘初起，一二日一换。

6. 药方：蓖麻子三钱（焙黄），松香三钱，蜈蚣一条。

用法：共捣一起贴患处。

7. 药方：鲜榆白皮、白糖各等分。

用法：捣烂，搓条如针状（长短粗细以病者漏管为度），将药条温软徐徐纳入漏管，任其自落。

8. 药方：蟾蜍头一个，银珠二分。

用法：共研细末搓上，或用棉纸蘸药做成药条插入瘘孔。

9. 药方：大红萝卜若干。

用法：切片煮烂，将汤和萝卜片一併放在磁盆中先熏患处，（为防热气烫伤皮肤可在盆上蒙两层纱布）半小时后，用脱脂棉球蘸汤洗涤患处，后用一片萝卜糊上，绷带縆好，每天两次。

— 99 —

1949

新 中 国
地 方 中 草 药
文 献 研 究
(1949—1979年)

1979

淋巴腺结核

1. 药方：夏枯草一两。

用法：水煎服，每日两次。

2. 药方：姜蚕。

用法：为细面，每次二錢，日三次。

3. 药方：核桃四十个，全蝎四十个。

用法：将核桃打两半，每个夹上一个蝎子，用黄泥裹上，慢火烧存性，去泥连壳为面，一日一个，黄酒冲服。

4. 药方：全猫骨头一具。

用法：焙干为细面，每服一錢，黄酒送下。

5. 药方：蛇蜕八錢，食油一斤（香油更好）。

用法：将蛇蜕放油锅內炸焦，去掉蛇蜕，每日早晚用药油炒鸡蛋一个，吃好为止。

6. 药方：鸡蛋一个，全蝎一个为末。

用法：将鸡蛋一端打个小孔，装入全蝎粉蒸熟一次服，日三次。连续服用。

7. 药方：猫眼草十斤。

用法：水煎两小时去渣，炼成膏贴患处，日换一次。

8. 药方：马蛇子一个，鸡蛋一个。

用法：将鸡蛋打一孔倒出三分之一，将马蛇子装入鸡蛋内，烧熟吃。

9. 药方：夏枯草、蒲公英、银花各三钱。

用法：黄酒、水各半煎服。

10. 药方：鲜猪胆汁加冰片少许。

用法：涂敷患处。

11. 药方：青核桃连皮一个。

用法：捣烂敷患处。

12. 药方：蝙蝠血。

用法：擦患处。

1949

新 中 国
地方中草药
文 献 研 究
(1949—1979年)

1979

13．药方：春天的嫩柳树芽二斤，洗淨切碎，用白水熬二小时去渣再熬成膏。

用法：摊在布上贴患处，二至三日换一次。

14．药方：生蛇一条，棉花子油半斤。

用法：将蛇置油里炸，待蛇焦枯后去蛇加入章丹适量，搅成膏贴患处。

15．药方：猪胆十个，米醋八两，生南星面五錢，半夏面五錢。

用法：先将猪胆汁，米醋共熬，以筷挑之成粘絲状，再入南星、半夏，用微火炼膏敷患处。

16．药方：五倍子三錢，蜂蜜一两。

用法：焙干，为细面，以米 醋 调 膏敷。

17．药方：米醋一斤，生半夏一錢为面。

用法：将米醋浓缩成膏加入生半夏面搅匀，贴患处。

18．药方：陈石灰二两，食盐一两。

用法：为末，用酒调敷，已溃未溃均可。

破 伤 风

1．药方：胆南星二錢，全蝎一个。

用法：为细面一次服，黄酒送下。

2．药方：葱白三寸，大蒜一头，全蝎三个，血余炭三分。

用法：将葱、蒜捣烂布包握两手中，将全蝎、血余炭研末黄酒冲服出汗。

3．药方：蜈蚣二条焙黄，炙川乌尖二錢，白芷三錢，天麻三錢，全蝎七个。

用法：为细面，成人每次服五分至二錢，体弱及小儿酌减，黄酒冲服，早晚各一次。

4．药方：蝉退一两，炙南星一錢，明天麻二錢，全蝎四个，姜虫七个，黄酒二两。

1949
新中国
地方中草药
文献研究
(1949—1979年)
1979

用法：水煎，冲服硃砂面五分。

5. 药方：蝉蜕五钱，黄酒半斤。

用法：捣碎，黄酒煎服取汗，无黄酒用红糖一两冲服。

6. 药方：鲜山槐木一块。

用法：将一头用火点着，收集另一头冒出来的水频频饮之。

脉 管 炎

1. 药方：双花三两，当归二两，甘草二两，公英五钱，连翘四钱，乳香二钱，没药二钱。

用法：水煎服。

2. 药方：猪蹄角五个，黄芩、甘草、当归、赤芍、白芷、蜂房、羌活各一钱。

用法：水煎服。

附注：外敷生肌玉红膏。

3. 药方：元参三两，当归二两，银花三

两，甘草一两。

用法：水煎服一日一剂。

睾 丸 肿 痛

1． 药方：麻黄五錢，木鳖子三錢（捣烂）。

用法：水煎熏洗。

2． 药方：老韭荣一斤。

用法：煮沸，乘热入小口罐內，将阴囊置罐內先熏后洗。

3． 药方：龟板一两。

用法：用醋酥为细末，每次二錢，黄酒冲服，出微汗。

4． 药方：荔枝核、小茴香。

用法：荔枝核每岁一粒，小茴香五分，煎湯，日服二次。

1949
新中国
地方中草药
文献研究
(1949—1979年)
1979

丹　毒

1. 药方：寒水石二两，生石膏二两，黄栢五錢，甘草二两。

　　用法：为细末，用凉水调敷患处。

2. 药方：鲜马齿苋二两、红糖五錢。

　　用法：共捣烂，敷患处。

3. 药方：糯米粉。

　　用法：用食盐水调塗患处。

4. 药方：鲜马蘭根。

　　用法：捣烂如泥，涂患处，干则换之。

5. 药方：山羊角。

　　用法：煅为末，用鸡蛋清和匀涂患处。

乳　腺　炎

1. 药方：野菊花一大把，连花带叶共捣

烂如泥。

用法：取三匙，黄酒送下，其余敷患处，出汗。

2．药方：全瓜蒌一两，蒲公英一两。

用法：水煎溫服，日三次。

附注：适用于初起，红肿疼痛，发烧白冷。

3．药方：鹿角霜一两，蒲公英一两五钱。

用法：水煎服，其渣外敷。

4．药方：露蜂房。

用法：焙焦黄，为极细末，每次一钱，四小时一次，以黄酒一两加热冲服。

5．药方：丹参一两，瓜蒌五钱，山甲珠二钱。

用法：水煎服。

6．药方：牛牙三个煅存性，大蜈蚣一条不去头足焙黄。

1949
新 中 国
地 方 中 草 药
文 献 研 究
(1949—1979年)
1979

用法：为细末，一次服黄酒送下。

7．药方：侧柏叶、鸡蛋。

用法：侧柏叶烤干为面，用鸡蛋清调敷患处。

8．药方：蜂蜜四两，大葱半斤。

用法：共捣烂如泥，贴患处，日二次。

附注：适用于发病初期。

9．药方：生侧柏叶一两，蜂蜜二两。

用法：共捣烂如泥，贴患处，日换两次。

附注：适用于发病初期。

10．药方：新鲜大葱四两

用法：洗淨捣烂，加凉开水少量搅匀，取汁，用纱布蘸汁，敷患处，另用热毛巾敷纱布上，日二、三次。

附注：适用于发病初期。

11．药方：鲜蒲公英四两。

用法：将鲜蒲公英捣烂取汁，米醋冲服，渣敷患处。

附注：适用于发病初期，红肿未成脓者。

12．药方：猪胆一个，红糖五錢。

用法：加水共熬成膏，摊布上，敷患处。

13．药方：泥鳅鱼一条，生土豆适量。

用法：将泥鳅鱼捣烂，入生土豆浆，涂患处。

附注：适用于发病初期。

14．药方：仙人掌，捣烂如泥。

用法：敷患处。

15．药方：米粉子炒黑。

用法：醋调敷患处。

疔　　毒

1．药方：野菊花一两，银花一两，甘草

1949

新　中　国
地 方 中 草 药
文　献　研　究
(1949—1979年)

1979

三錢。

用法：水煎服。

2．药方：绿豆一两，乳香五錢，灯心炭五錢。

用法：共为细末，甘草一两 煎 水 送下。

3．药方：红枣三个，蛇蜕一錢。

用法：将红枣去核，再将蛇蜕剪碎放入红枣內，用火烧，研末，用黃酒冲服，出汗。

4．药方：地丁一两，双花一两，白果二十个，桔梗三錢，知母三錢。

用法：水煎服。

5．药方：双花一两，野菊花五錢，公英一两，地丁一两，天葵子五錢。

用法：水煎取汁加黃酒，服 后 出 微汗。

6．药方：地丁二两,连翘三錢,夏枯草一

两。

　　用法：水煎服。

7．药方：南瓜。

　　用法：捣碎，敷疮处，留疮口。

8．药方：红浮萍二两。

　　用法：捣烂敷在患处。

9．药方：雄黄一钱，蜈蚣三条。

　　用法：为末，醋调敷患处。

10．药方：猪胆一个。

　　用法：将猪胆套于手指疗处。

　　附注：适用于手指疗疮。

11．药方：鲜公英。

　　用法：捣烂敷患处。

12．药方：葱白三根，蜂蜜一两。

　　用法：共捣烂如泥，贴敷疗上，外用
白布包好，每日换药一次。

13．药方：鸡蛋一个，白矾一钱研末。

　　用法：将鸡蛋一头打开如指粗小口，

— 111 —

1949

新　中　国
地 方 中 草 药
文 献 研 究
(1949—1979年)

1979

装入白矾面搅拌均匀，将病指伸入蛋内，用纸封口，再用油灯烤鸡蛋觉热为止，连续烤三至四次。

附注：适用于手指疗疮。

14．药方：生黄豆。

用法：嚼生黄豆数粒，敷疗顶上，扣上杏核壳，壳破即换，直至不破为止。

15．药方：面碰料子、醋、蜂蜜。

用法：共合一处，调成膏敷患处。

16．药方：人乳。

用法：人乳和面少许盖在疗顶上，用半个杏核壳扣上，少时杏核壳自动破裂，另换一杏核壳，直至不破为止。

17．药方：旱莲草适量。

用法：捣烂敷患处。

18．药方：雄黄二錢，蜈蚣一条，猪胆一个。

用法：为细末，装入猪胆里，如胆汁

多可倒出一些，以患指插入，以药汁不溢出为度。患指插入后，囊口用线扎上。

附注：适用于手指疔疮。

19．药方：公丁香、白芷、车前子各等分。

用法：为末，调蜂蜜敷疮上，把疮头露出。

附注：适用于红絲疔。

20．药方：白芷、丁香各等分。

用法：共为末，用猪胆汁调匀敷在疔疮上，露出疮头。如兼有全身发热等症，可兼用地丁饮内服（紫花地丁七錢，白矾二錢，甘草二錢，银花二两。水煎服）。

21．药方：鲜公英、葱白、蜂蜜各等分。

用法：共捣如泥状，贴患处。

附注：疮在脐部勿用。

22．药方：鲜马齿苋，鲜浮萍（连根须）各等分。

1949

新 中 国
地 方 中 草 药
文 献 研 究
(1949—1979年)

1979

用法：洗淨，捣烂后贴患处，一日三次。

疮疡及无名肿毒

1．药方：野菊花一两，鲜蒲公英四两，地丁四两。

用法：水煎溫服，日二次。

2．药方：黄柏一两，石羔八两。

用法：共为细面，未溃者水调敷之，干则换，已溃者香油调敷。

3．药方：五倍子一两，冰片少许。

用法：共为细末，米醋调成稠膏，贴患处日二次。

4．药方：绿豆或红小豆适量，鸡蛋清适量。

用法：将豆为细面，用鸡蛋清调成膏。贴患处，干即换之。

5．药方：鲜马齿苋不拘量。

用法：洗淨捣烂如泥，贴患处，日二

— 114 —

次。

6． 药方：羊蹄的叶根、叶适量。

　　用法：捣烂贴患处。

7． 药方：茜草茎叶、适量。

　　用法：捣烂贴患处。

8． 药方：生石羔面。

　　用法：用香油调膏敷患处。

9． 药方：滷水、白糖适量。

　　用法：滷水拌白糖调膏敷患处。

10． 药方：苦草（当药）

　　用法：加食盐少许，捣烂贴患处。

11． 药方：嫩枫叶、韭菜、葱叶各等分。

　　用法：同黄米干饭捣烂，贴患处。

12． 药方：夏枯草嫩叶，紫花地丁嫩叶各一两。

　　用法：捣烂敷患处。

13． 蛇蜕一条，蝎子三个。

　　用法：焙为细末，鸡蛋去清，把药装

1949
新中国
地方中草药
文献研究
(1949—1979年)
1979

蛋内，用纸封好，烧熟吃，出微汗。

14．药方：鲜侧柏叶一把，白矾少许。

用法：捣烂，鸡子清调，贴患处。

背　痛

1．药方：五倍子。

用法：将五倍子用蜜炒至深黄色，离火继续搅拌，待冷焦脆，研成细末，用米醋调成软膏，贴患处，日换一次，脓净为止。无脓未收口时，用五倍子面撒疮口上，即逐渐愈合。

2．药方：南瓜蒂不拘多少。

用法：炒黄为末，香油调涂患处，一日一换。

3．药方：侧柏叶一两，红糖适量。

用法：共捣烂敷患处。

烫　伤

1. 药方：南瓜瓤。
   用法：贴患处，每日二次。
2. 药方：香油一两、鸡蛋清三个、生蜂蜜一两。
   用法：调均成膏，涂患处。
3. 药方：獾子油。
   用法：涂患处。
4. 药方：猪油。
   用法：涂贴患处，每日二次。
5. 药方：马尿梢果。
   用法：火烧存性为末，香油调敷。
6. 药方：大黄五錢，生石膏一錢，冰片四分。
   用法：为细末，香油调敷。
7. 药方：活蚯蚓、白糖。
   用法：将蚯蚓洗淨，放入碗內加白糖

— 117 —

1949
新　中　国
地 方 中 草 药
文 献 研 究
(1949—1979年)
1979

适量封好，二小时后即成水，用该水涂患处。

8．药方：大黄二两，地榆二两。

用法：炒黑，为细末，用香油调敷患处。

9．药方：槐花五錢，陈石灰五錢。

用法：为细末，香油调敷。

10．药方：活蝎子四个，香油适量。

用法：把活蝎子放在香油內，七天后用其油涂患处。

11．药方：大黄末、蜂蜜各适量。

用法：调合为膏，涂患处。

12．药方：生地榆、鸡蛋清。

用法：生地榆，为面，用鸡蛋清调敷患处。

附注：本方亦治黄水疮。

13．药方：柳树皮不拘多少。

用法：焙炭存性为细末，未破麻油调

敷，已破用末撒上。

14．药方：滑石、石膏各等分。

用法：为细面，调鸡蛋清外敷。

15．药方：苦参适量为末。

用法：调香油涂患处。

16．药方：鸡骨头不拘多少。

用法：焙成炭为末，用香油 调 敷 患处。

17．药方：蚕豆荚（煅炭）、生地榆各等分。

用法：为末，麻油调和擦患处。

18．药方：绿豆粉子二两，黄腊适量，香油四两。

用法：将绿豆粉子炒黄，为末。先将香油熬开，下黄腊不拘多少，熬至成软膏后加入绿豆粉子，涂患处。

19．药方：刘寄奴一两。

用法：为细末，香油调擦患处。

1949
新 中 国
地 方 中 草 药
文 献 研 究
(1949—1979年)
1979

20．药方：刺梅果焙成灰。

用法：调香油敷患处。

21．药方：煅石羔一两，章丹二錢。

用法：为细末，香油调敷。

22．药方：面碱。

用法：化开，以新毛笔占 碱 水 涂患

处。

23．药方：食盐和人乳。

用法：涂患处。

24．药方：小米炒黑为面。

用法：用香油调敷患处。

25．药方：绿豆粉子。

用法：用白酒调敷伤处。

附注：治火药烧伤。

冻 伤

1．药方：红辣椒一个。

用法：水煎洗患处。

2. 药方：山楂二两。

用法：烧熟，捣烂敷患处。

3. 药方：茄子秸数棵。

用法：煎水洗。

4. 药方：冬青子。

用法：捣烂敷患处。

5. 药方：烟茎（梗）。

用法：煎水洗。

6. 药方：良姜五錢。

用法：水煎洗患处。

7. 药方：田鸡油七錢，黄腊三錢。

用法：炼膏外擦。

8. 药方：紫皮蒜不拘多少。

用法：用火烧粘，捣烂敷患处。

9. 药方：酸菜叶。

用法：将酸菜叶上抹一层油，用火微

烤，贴在伤处。

10, 药方：松树叶不拘多少，辣椒皮少

1949

新　中　国
地 方 中 草 药
文 献 研 究
(1949—1979年)

1979

许。

　　用法：水煮先薰后洗，洗完后火烤。

11．药方：螃蟹壳五个烧存性。

　　用法：为末，用猪油调擦。

12．药方：茄根一两，寄生五錢，食盐三錢。

　　用法：煎水，每晚洗一次。

13．药方：野兔子毛烧灰。

　　用法：香油调敷。

　　附注：适用于冻疮已溃者。

14．药方：鲜山药、红糖各等分。

　　用法：捣如泥敷患处。

　　附注：适用于痒痛或成疮者。

15．药方：生山楂、白糖。

　　用法：把患处洗淨敷上一层白糖，山楂烧熟后去核，乘热敷在疮口上。

　　附注：适用于冻疮者。

16．药方：饱合盐水。

用法：在加溫下洗冻伤处，或好发冻伤部位。

腰 扭 伤

1. 药方：土虫三个。

   用法：焙干为末，一次服，黄酒送下，每日一次。
2. 药方：穿山龙二两。

   用法：水煎加糖服，每日一剂分三次服。
3. 药方：土虫一錢，西瓜皮三錢。

   用法：焙干为末，黄酒一次冲服。
4. 药方：蟹子壳不拘多少。

   用法：焙干为末，每服三錢，黄酒冲服。

跌 打 伤

1. 药方：葱白一两，红糖适量。

1949

新 中 国
地 方 中 草 药
文 献 研 究
(1949—1979年)

1979

用法：捣烂敷患处。每日一次。如伤部近眼目处勿用。

2．药方：蛇蜕一条，黄瓜子一两。

　　用法：焙干为末。一次服，黄酒送下。

3．药方：针刺草二两。

　　用法：水煎加黄酒温服。

4．药方：甜瓜子一两。

　　用法：水煎服。

5．药方：韭菜适量。

　　用法：将带根的韭菜捣烂炒热，加烧酒少许，乘热敷患处，用布缚紧，第二天再换一次。

　　附注：适用于手足关节挫伤。

刀　　伤

1．药方：半夏二两，松香一两，白芷二钱，冰片三钱。

　　用法：共为细末，撒伤口上止血。

2．药方：旱莲草。

用法：捣烂敷患处。

3．药方：当归一两，枣树皮（外边老皮）三两。

用法：共炒，为细末，上患处。

蛇　咬　伤

1．药方：青核桃皮。

用法：捣烂敷患处。

2．药方：公鸡。

用法：将头割去，以血滴蛇咬处，鸡血滴尽为止。

3．药方：公英一把。

用法：捣烂敷患处。

4．药方：蚯蚓七条，扁豆叶五錢，食盐四錢。

用法：捣烂敷患处。

附注：适用于肿痛不消，发高烧者。

— 125 —

1949
新 中 国
地 方 中 草 药
文 献 研 究
(1949—1979年)
1979

5.　药方：面碱适量。

　　用法：化水洗疮口。

　　附注：适用于蛇咬伤不久，毒液未被吸收之前。

6.　药方：胡椒不拘量。

　　用法：用水熬之洗患处。

7.　药方：雄黄二錢，白芷二錢。

　　用法：为面，每服一錢，开水送下。

8.　药方：斩龙草五錢。

　　用法：酒煎一次服，渣敷患处。

9.　药方：鸡蛋一个，蜈蚣一条。

　　用法：将蜈蚣装进鸡蛋內烧熟顿服。

10.　药方：白颈蚯蚓七条，白糖三两。

　　用法：混合为浆加白开水一杯煮二十分钟服下出汗。亦可外敷。

蜂 蝎 螫 伤

1.　药方：马齿苋一把。

用法：捣汁一盅，兑开水服，渣敷伤处。

附注：本方治蜂螫伤。

2. 药方：鲜桑叶不拘数，食盐少许。

用法：共捣如泥，涂患处。

附注：本方治蝎螫虫咬。

瘋 狗 咬 伤

药物：青风藤二錢，鸽子粪二錢，防风二錢，生甘草二錢。

用法：为细末加黄酒适量蒸开十分钟，澄出汁。成人一次服，出汗。小孩可服三分之一，亦须出汗，连服两次。

湿 疹

1. 药方：黄柏三錢，苍术三錢。

用法：水煎服。

2. 药方：苦参五錢，黄柏三錢，白矾五

1949

新 中 国
地 方 中 草 药
文 献 研 究
(1949—1979年)

1979

錢。

　　　　用法：水煎溫洗。

3.　药方：土茯苓、薏苡仁各一两。

　　　　用法：用水熬三五沸，溫服，每日二次。

4.　药方：黄柏不拘量。

　　　　用法：为末撒患处，一日三次。

5.　药方：鲜土豆汁。

　　　　用法：取汁涂患处，每日二至三次。

6.　药方：黄柏一两，豆付二两。

　　　　用法：用水煮半小时，去黄柏，用豆付贴患处，每日两次。

7.　药方：松香五錢，白矾五錢。

　　　　用法：为末食油调匀，每日擦二次。

8.　药方：硫黄、苍术各等分。

　　　　用法：为细面，用凡士林油合膏装入布口袋內用火烤擦痒处。

9.　药方：苦参二两，黄栢五錢，蛇床子一两，甘草五錢。

　　用法：水煎浓汁，洗患处。

10．药方：枯矾四錢，煅石膏四錢，雄黄一錢五，冰片一錢五。

　　用法：为面以凡士林调膏涂患处。

11．药方：白矾四錢，苍术四錢，烧酒二两。

　　用法：用酒泡上二味，擦五至七天。

12．药方：苦参一两，猪胆三枚。

　　用法：煎湯洗。

13．药方：黄栢五錢，蛤粉三錢。

　　用法：共细末外用。

14．药方：黑豆装入罐內，罐口用透眼铁片塞住，外糊黄泥一层倒置，用锯末烧烤即得黑色干馏油（每八斤黑豆可收集干馏油一斤，全部干馏时间为三个半小时）。

　　用法：涂患处，日二次

　　附注：可能有刺激性，可用凡士林油配成10—20％软膏使用。

1949

新 中 国
地 方 中 草 药
文 献 研 究
(1949—1979年)

1979

阴 囊 湿 疹

1． 药方：朴硝一两，食盐五錢。

用法：用开水冲化洗之，一日三次。

2． 药方：蛇床子三錢，威灵仙三錢，大黃二錢，苦参二錢。

用法：煎湯洗之。

3． 药方：茄根一两。

用法：先以热水将阴囊洗淨用茄根烧烟薰之。

4． 药方：荷叶、蛇床子、食盐各三錢。

用法：煎水先薰后洗。

5． 药方：蛇床子五錢，苦参三錢，枯矾三錢，川椒三錢。

用法：水煎先薰后洗。

6． 药方：百部一两，良姜一两，蛇床子一两。

用法：水煎薰洗。

7. 药方：苦参二两，黄栢一两，蛇床子五錢，银花一两。

用法：将蛇床子、黄栢，为细末，同苦参、银花水煎取汁，连煎三次，混合一起。每晚用少量药汁加开水薰洗。

附注：二周为一疗程，见效要继续再洗一个疗程。

荨 麻 疹

1. 药方：韭菜根不拘量。
   用法：捣烂，用布包上摩擦患处。
2. 药方：百部草三錢，荆芥穗四錢。
   用法：共捣粗末，用布包浸白酒，擦患处。
3. 药方：面碱不拘量，白酒二两。
   用法：将白酒烫开，冲面碱外擦。
4. 药方：秦艽五錢。
   用法：水煎服，一日二至三次。

1949
新中国
地方中草药
文献研究
(1949—1979年)
1979

5. 药方：麻黃錢半，蝉蜕三錢，槐花二錢，黄连一錢，浮萍三錢，甘草一錢。

用法：水煎服。

6. 药方：威灵仙一两。

用法：煎水洗。

带 状 疱 疹

1. 药方：活蚯蚓十条，白糖二两。

用法：把蚯蚓洗淨放碗內，撒上白糖，盖严碗口半日，蚯蚓即化成水，用水每日擦四至五次。

2. 药方：地衣（地软皮）不拘多少。

用法：把地衣捣烂如泥，贴患处，用白布包好每日二次。

3. 药方：马齿苋。

用法：捣烂外敷。

4. 药方：松毛灰一两，冰片一分。

用法：用麻油调成糊状敷患处二至三

小时涂一次。

5. 药方：雄黄、五倍子焙存性、枯矾、胡黄连各等分。

用法：共为细面，用浓茶调涂患处，每日一至二次。

6. 药方：黄栢一两，滑石粉二錢。

用法：为细末用香油调擦或干擦。

附注：适用于脓泡疹。

7. 药方：野菊花和叶，鲜的六錢至一两，干的三錢至六錢。

用法：水煎服，日三次，亦可用药汁洗或用淨白布蘸药汁敷患处。

附注：适用于水泡疹，红肿疼痛，脓汁粘稠，痒较重。

痔　　疮

1. 药方：苦参、地榆各五錢，槐花三錢。

1949

新 中 国
地 方 中 草 药
文 献 研 究
(1949—1979年)

1979

用法：水煎溫服。

2． 药方：椿树皮三錢，生地榆三錢，槐角三錢。

用法：水煎服。

3． 药方：卫生球适量为面。

用法：将肛门洗淨敷患处。

4． 药方：刺猬皮二两，地龙五錢。

用法：焙干为末，每服三錢，每日一次，黄酒送下。

5． 药方：猪大肠头二寸，黄酒二錢，槐角二錢。

用法：黄栢、槐角为末，装猪大肠內油煎，为末，分三次白开水送服。

6． 药方：旱烟叶烧灰。

用法：涂抹患处。

7． 药方：蝉蛻一两。

用法：焙干为末，先把肛门用淡盐水洗淨，涂患处。

8． 药方：大田螺一个，冰片二 至 三 分（放入田螺内）。

用法：待田螺肉化为水，将水涂肿处。

9． 药方：马齿苋、黑矾、白蒺 藜 各 五钱。

用法：熬水熏洗。

10． 药方：面碱一两。

用法：用开水冲，先熏后洗。

臁　　　疮

1． 药方：陈旧盖帘子（高梁秸的）。

用法：烧成灰，以香油调敷患处。

2． 药方：新鲜豆腐渣。

用法：将豆腐渣放在锅中炒热，敷在疮面上，一日换一次。

3． 药方：鲜马齿苋。

用法：捣烂敷患处，一日换一次。

4． 药方：白萝卜皮。

1949

新　中　国
地 方 中 草 药
文 献 研 究
(1949—1979年)

1979

用法：水煮贴患处，一天换一次。

5.　药方：茄子皮。

用法：烧灰擦患处。

6.　药方：苍术、黄柏、生石膏各一两。

用法：共为细面，用香油调敷患处。

7.　药方：豆腐八两，白糖四两。

用法：共调和，敷患处，扎紧，二至三日换一次。

8.　药方：柳树皮烧灰。

用法：为面，香油调敷患处。

9.　药方：苦参。

用法：熬水白天洗，夜间将 药 渣 捣烂，敷患处。

10.药方：大萝卜。

用法：用火烧捣烂，敷患处，二日换一次。

11.药方：大黄一两，甘草二錢。

用法：为细末，敷患处。

12．药方：乌贼骨粉。

用法：为细面，涂患处。

13．药方：鲜杨树叶、鲜柳树叶、鲜槐树叶、鲜桃树叶。

用法：洗净晾干，共捣烂如泥，摊布上，贴疮口，每日换一次。

14．药方：青麻叶适量。

用法：洗净捣烂贴疮口，每日换一次。

15．药方：百草霜研面。

用法：先将疮面用花椒煎水洗净擦干，再将百草霜粉干撒疮面上。用蒸熟的白萝卜，切片盖上，净布包扎，每日换一次。

16．药方：黄豆四两。

用法：煮熟捣烂，糊患处。

17．药方：香菜子。

用法：研成细末，香油调敷患处。

1949
新 中 国
地 方 中 草 药
文 献 研 究
(1949—1979年)
1979

18．药方：鲜羊蹄叶根、刚开锅的高粱米饭（半生半熟时）各二两，枯矾二錢。

用法：共和一处捣烂，摊在纸上，敷患处，一日换一次。

19．药方：南瓜瓢。

用法：捣烂敷患处。

20．药方：红枣十个，葱根十个。

用法：共捣烂为饼，贴疮上。

21．药方：松香二錢，血余炭二錢，冰片五分。

用法：共为细末，香油调擦。

22．药方：黄栢面四两，生豆腐渣二两。

用法：合一起调匀，敷患处。

秃　　疮

1．药方：猪胆一个，雄黄三錢。

用法：将雄黄研成面，用猪胆汁调成糊状先剪淨头发，用溫淡盐水洗淨疮痂擦干，将药膏涂上，早晚各一次。

2. 药方：乌贼骨一两，松香一两，大葱叶。

用法：将乌贼骨研成面，装在大葱叶内，两端用线扎紧，放在灰火內煨干。与松香研成细面用食油调成稠药膏，剪淨头发，用淡盐溫开水洗淨疮痂擦干，擦上药膏，每日二次疮好后用生姜擦疮疤，即可生发。

3. 药方：硫黄一两，吴芋一两。

用法：为细面，食油调成糊状药膏剪淨头发用淡盐溫开水洗淨疮痂擦干，擦上药膏，每日二次擦好为止。

4. 药方：鲜侧柏叶不拘多少。

用法：水煎成浓汁乘热洗患处。每日一次。

5. 药方：芥子面一两炒黄，硫黄五錢。

用法：共细面，用羊脂油调擦。

6. 药方：川栋子去核焙存性，为极细末

1949

新 中 国
地 方 中 草 药
文 献 研 究
(1949—1979年)

1979

五錢。熟猪油（或凡士林）一两。

用法：共调匀为糊状药膏。先剪掉头发，再用食盐水将脓血洗淨擦干后上药膏，用力摩擦使润透，日一次。

7．药方：山豆根一两，白糖不拘数。

用法：共为细面，用鸡蛋清捣成羔，敷患处。

8．药方：苍耳子。

用法：将苍耳子装一小罐，将罐口向下用透眼铁片塞住罐口，罐口下放一大碗，周围用火炼烧，苍耳子油即流出，开油擦患处。

9．药方：棉花子油。

用法：频擦患处，如疮愈后不生发，继续擦，发即生。

10．药方：削马蹄片。

用法：炒焦为细末，香油调擦。

11．药方：马蜂窝一个，白矾不拘量。

用法：将白矾装蜂窝內焙焦为末，猪油调擦。

黄　水　疮

1.　药方：黄柏、大枣焙炭各等分。
　　用法：为末，香油调敷。

2.　药方：槐树嫩皮。
　　用法：煨黄为末，香油调涂患处。

3.　药方：海螵蛸一两。
　　用法：为未香油调敷患处。

4.　药方：黄瓜秧烧成灰。
　　用法：香油调敷患处。

5.　药方：黄柏三錢，陈皮一錢，冰片二分。
　　用法：为面，食油调膏，敷患处，每日二次。

6.　药方：鸡蛋皮、红小豆各等份。
　　用法：焙黄为面，香油调涂。

7.　药方：明矾一两，松香一两。

1949

新 中 国
地 方 中 草 药
文 献 研 究
(1949—1979年)

1979

用法：煨为面，香油调敷。

8． 药方：黄柏面五錢，黄连面二錢。

用法：混合，有脓水的撒干面，无脓水的用香油调敷。

9． 药方：咸黄瓜烧成灰。

用法：洗淨患处，撒上药面。

10． 药方：黑豆。

用法：炒黄研末，香油调敷患处。

11． 药方：杨树皮。

用法：焙黄为面，敷患处。

12． 药方：黄豆一錢，杏仁五錢。

用法：为末香油调敷或干敷。

13． 药方：苡米四錢，甘草四錢，元参五錢。

用法：水煎服。

疥　　疮

1． 药方：硫黄二錢，花椒二錢。

用法：共为细末，用猪油调匀，擦烤

患处。

2. 药方：苦参一两，花椒三钱。

用法：水煎洗之。

癣　　疮

1. 药方：明雄黄、樟脑各一钱。

用法：共细末，香油调敷。

2. 药方：大蜂房一个，白矾面。

用法：用白矾填满蜂房焙干研面，调香油擦患处。

3. 药方：胶布。

用法：剪比癣大的胶布外贴，发痒时不要揭，掉了再换。

4. 药方：大蒜一两，生韭菜一两。

用法：捣烂，用力擦，每日四次。

5. 药方：细谷糠烧焦存性。

用法：研细末，豆油调羔，每日擦四次。

1949

新　中　国
地 方 中 草 药
文 献 研 究
(1949—1979年)

1979

6．药方：雄黄三錢，猪胆一个。

用法：研细末用猪胆汁调成糊状敷患处。

7．药方：皂角一两。

用法：捣碎水煎浓汁，磁瓶封固。用时加入烧酒三分之一，擦患处。

8．药方：皂角五錢。

用法：用陈醋将皂角浸泡三日煮沸，取出阴干后研为细末，用香油调 匀 涂 患处。

9．药方：白芨、白敛、斑毛、生半夏各一錢。

用法：共为细面，白酒调涂。

10．药方：皂角刺半斤，好陈醋一碗。

用法：先将皂角刺放在醋里泡三天，熬二十分钟，然后取出晾干研细面用香油调涂日一次。

11．药方：紫皮蒜五头，黄栢面三錢。

用法：去皮捣烂加入黄栢面，捣成膏涂患处。

附注：适用于錢癣。

12．药方：鸡蛋、辣椒面。

用法：鸡蛋煮熟后，取蛋黄与辣椒面一起涂患部。

附注：适用于花斑癣。

13．药方：鲜核桃皮。

用法：捣碎取汁擦患处。

附注适用于鱼鳞癣。

14．药方：灯心草。

用法：以灯心草少许靡擦患部，使表皮充血，日一次，连续三四次。

15．药方：核桃肉。

用法：捣如泥，用细布包好，临睡时擦患处。

附注：适用于头面部癣。

16．药方：蜈蚣一条，白酒二两。

1949

新 中 国
地方中草药
文 献 研 究
(1949—1979年)

1979

用法：将蜈蚣放在酒中浸泡数小时煮沸，温洗患处。

17．药方：蒺藜苗一棵。

　　用法：捣烂，水煎，先熏后洗。

18．药方：荆芥二錢，苦参五錢，防风二錢，蛇床子二錢。

　　用法：水煎服。

　　附注：治牛皮癣。

19．药方：蛇床子一两，苍朮三錢，川椒三錢，艾叶三錢，防风三錢，荆芥三錢，苦参四錢，白藓皮一两。

　　用法：水煎热洗。

　　附注：适用于牛皮癣。

20．药方：五倍子一两，皂角三錢。

　　用法：略焙为末，米醋调敷患处。

21．药方：醋半斤，鸡蛋两个。

　　用法：将鸡蛋用酒精棉球消毒后浸于醋内七天，蛋壳变软后去壳，将清和黄装瓶内备用。用时，用棉球蘸涂患处，每天涂数次，不间断。

附注：适用于牛皮癣及神经性皮炎。

22．药方：线麻叶、大蒜。

用法：共捣汁涂患处。

附注：适用于神经性皮炎。

手癣（鹅掌风）

1．药方：紫背浮萍一斤，侧柏叶捣汁。

用法：将紫背浮萍放瓦上烧烟，薰患处，有热感时，用柏叶汁涂患处。

2．药方：大蒜瓣子一个

用法：用火点着，熏烤手掌。

3．药方：食盐适量，猪板油适量。

用法：将食盐研细，用猪板油捣成膏，涂手心少量，两手对掌搓，到不见盐粒为止，日二次。

4．药方：生猪胰脏一个，花椒面三钱，

1949

新 中 国
地 方 中 草 药
文 献 研 究
(1949—1979年)

1979

雄黄面五分。

　　用法：共捣成膏，放手心少量，两手对掌搓，日二次。

5．药方：侧栢叶半斤，白矾五錢，儿茶五錢。

　　用法：水煎洗患处。

6．药方：鲜侧栢叶。

　　用法：煎水先熏后洗，日三次，连续用七天至半月。

7．药方：鲜萞麻叶。

　　用法：揉搓软后贴患处。

脚　　　癣

1．药方：煅牡蛎、大黄、地肤子、蛇床子各一两。

　　用法：煎水洗脚每次半小时

2．药方：蛇床子、鹤虱、黄栢各二錢。

　　用法：为细末撒患处（有水泡或脓泡

者挑破）用干净布包好，每日一、二次。

3. 药方：蛇床子三钱，地肤子二钱，黄柏二钱，苍术二钱，防风二钱，荆芥二钱。

用法：煎汤趁热薰洗，每日二次。

脚　　汗

药方：枯矾。

用法：为末，脚用热水洗后，将药末撒脚上。

白　癜　风

1. 药方：白蒺藜五至八钱。

用法：水煎服，可连续服。

2. 药方：何首乌二两。

用法：水煎服。

3. 药方：浮萍四两,黑豆一两,酒四两。

用法：浮萍为末，炼蜜为丸，黑豆浸

— 149 —

1949

新 中 国
地方中草药
文 献 研 究
(1949—1979年)

1979

入酒内，用酒送下丸药，每日二次，半月服完。

4. 药方：紫皮蒜。

用法：将紫皮蒜切开的断面擦患处，以红为度。

5. 药方：密陀僧半两，枯矾半两，防风半两。

用法：为面，用黄瓜尾巴蘸药面擦患处。

6. 药方：密陀僧五钱，茄子蒂二两。

用法：为末，鸡蛋清调敷。

7. 药方：白果仁切片。

用法：外擦患处。

8. 药方：白芷三钱，雄黄一钱。

用法：为细末，用茄子蒂蘸 药 擦 患处。

鸡 眼 及 疣

1. 药方：鸦胆子去皮捣烂。

   用法：将绊创膏按鸡眼大小剪一洞，贴于脚上，只露出鸡眼，将药贴患处，隔日换一次，四五天即可脱落。

   附注：注意勿将药涂在正常皮肤上。

2. 药方：新鲜鹤虱不拘量。

   用法：捣烂，敷患处。

天 泡 疮

1. 药方：莲房二个煅灰。

   用法：为末井底泥调涂患处。

   附注：适用于天泡疮初起，形如水泡破流脓水，不易结痂者。

2. 药方：蚕豆壳、冰片少许。

   用法：焙干为末，加兰靛少许，麻油调敷患处。

— 151 —

1949

新 中 国
地 方 中 草 药
文 献 研 究
(1949—1979年)

1979

蝼 蛄 疮

1. 药方：马蔺子不拘多少。

   用法：焙干，为面，香油调敷。

妇产科病

月经不调

1. 药方：当归一錢，生地四錢，丹参二錢，黄栢三錢。

　　用法：水煎服。日两次。

　　附注：适用于月经先期，量多、色紫黑、有血块，口干，燥热不安。

2. 药方：芹荣二两。

　　用法：水煎服，每日两次，连服数剂。

　　附注：适用于月经先期，烦燥不安。

3. 药方：马尿稍根一两。

　　用法：煎水服，日两次。

　　附注：适用于月经先后不定期，伴有全身衰弱者。

1949

新 中 国
地 方 中 草 药
文 献 研 究
(1949—1979年)

1979

4. 药方：醋炙元胡一两。

　　用法：为末，每服二錢，白开水送下。

　　附注：适用于月经先后不定期，小腹作痛有块。

月 经 过 多

1. 药方：棕炭、百草霜、血余炭各三錢。

　　用法：共为细面，每服三錢，黄酒冲服，每日二次。

2. 药方：百草霜三錢。

　　用法：黄酒或开白水送服，每日二次。

3. 药方：棕炭一两，莲房炭一两。

　　用法：共为细面，每服六錢，服时兑入墨汁（用现磨的墨汁）一盅。

4. 药方：棕炭一两，棉花子炭一两。

用法：共为细面，每服三錢，开水送下，每日二次。

5．药方：灶心土二两，棕炭三錢，血余炭二錢。

用法：将灶心土水煎两沸澄清取汁，再入棕炭、血余炭共煎数沸去渣温服。每日二次。

6．药方：槐花一两，百草霜五錢。

用法：共为细面，每次二錢，日二次。

附注：适用于崩漏，身热烦燥，有时小腹疼痛。

7．药方：棕炭、乌梅炭各三錢。

用法：共为细面，黄酒或开白水送服，日二次。

8．药方：贯众一两，炒棉花子三錢。

用法：水煎服。或为细面，每次二錢，日服二次，开水冲服。

1949

新　中　国
地　方　中　草　药
文　献　研　究
(1949—1979年)

1979

附注：适用于妇女在四十岁以上经漏不止者。

9．药方：莲房炭五錢，仙鹤草五錢，醋香附一錢半。

用法：水煎溫服，日服二次。

10．药方：贯众炭一两。

用法：水煎服。

11．药方：贯众炭六錢，仙鹤草炭八錢。

用法：共为细面，每服二錢黄酒冲服，日二次。

12．药方：棉花子一两炒炭，柏叶炭三錢。

用法：共为细面，每服三錢，日二次。

13．药方：棉花子炒炭，棕炭各等分。

用法：共为细面，每服一錢，黄酒送下，日二次。

14．药方：蚕砂六錢炒炭。

用法：每服三錢，黄酒送下，一日服完。

15．药方：大、小蓟各一两，白茅根三两。

用法：水煎温服，日二次。

附注：适用于血色黑有块，头昏口渴，小便黄。

16．药方：絲瓜络烧成炭。

用法：为面，每次服一至二錢，日三次。

17．药方：向日葵蒂一个。

用法：用柴草火烧成炭，研成细面，分成四包，每次用一包，黄酒或开白水送下。

18．药方：棕炭一两，乌梅炭一两，干姜炭一两五錢。

用法：共为细面，每服二錢，另以乌梅煎湯调服。

附注：适用于流血日久，喜暖怕冷。

1949

新 中 国
地 方 中 草 药
文 献 研 究
(1949—1979年)

1979

19．药方：地榆炭五錢，地骨皮四錢，乌梅四錢，生地四錢。

用法：水煎服。

20．药方：地榆炭一两，柏叶炭五錢，艾叶炭六錢。

用法：醋煎服，日二次。

21．药方：地榆炭、香附炭、荷叶炭各五錢。

用法：水煎服。

22．药方：地榆炭二两，醋半斤。

用法：煎二至三个开，去渣服之。

23．药方：炒灵脂、蒲黄炭、醋香附各等分。

用法：共为细面，每次二錢，温开水送下。

24．药方：山楂片一两炒黑。

用法：水煎服。

月经淋漓不断

1. 药方：木贼草三錢。

用法：水煎服，一日一次。

2. 药方：干曲麻荬三至五两。

用法：水煎加糖少许，每日三次服。

3. 药方：莲房炭四两。

用法：为面，用饭米湯冲服，每次三錢，日二次。

4. 药方：红鸡冠花一两。

用法：为面，每服二錢，空腹黄酒送服。

5. 药方：掐不齐草五錢。

用法：水煎服，日二次。

6. 药方：木耳一两为面，红糖二两。

用法：共蒸，每次一匙，白水冲服。

7. 药方：棕炭三錢，炒槐花三錢。

用法：水煎，打入鸡蛋三个，连湯服

1949

新 中 国
地 方 中 草 药
文 献 研 究
(1949—1979年)

1979

下。

8． 药方：百草霜四錢，龙骨四錢。

用法：共为细面，开水冲服，日二次。

倒　　经

1． 药方：小蓟二两，灶心土五錢（打碎）。

用法：水煎服，日两次。

2． 药方：生栀子三錢，藕节五錢，生卷柏七錢。

用法：水煎服，日两次。

附注：倒经指月经到期不来，反见吐血或鼻流血。

经　　闭

1． 药方：丹参五两，益母草五两，红糖二斤。

用法：先将丹参、益母草水煎，煎三四次后去渣，将几次煎汁合在一起，再行煎熬至一定浓度时加入红糖，制成糖浆。每日用半茶杯，早晚二次服。

附注：适用于血滞经闭。

2. 药方：丹参五錢，柏子仁三錢，炙甘草一錢。

用法：水煎溫服，日二次。

附注：适用于有头昏，心跳症状者。

3. 药方：黄芪五錢，当归五錢，川牛膝四錢。

用法：水煎溫服，日二次。

附注：适用于有面黄头昏，心跳气短，腰腿困痛者。

4. 药方：絲瓜络一两。

用法：黄酒、水各半煎服，每日二次。

附注：适用于有小腹胀闷疼痛者。

— 161 —

1949

新 中 国
地 方 中 草 药
文 献 研 究
(1949—1979年)

1979

5. 药方：猪苓一两。

　用法：煎水常服。

痛　经

1. 药方：五灵脂三錢，木香一錢，乌药一錢半。

　用法：水煎服。

2. 药方：小茴香三錢，生姜四片。

　用法：水煎服，连服三至四天。

3. 药方：陈皮三錢，香附三錢，生姜一錢半。

　用法：水煎服，日二次。

4. 药方：丹参五錢，郁金二錢。

　用法：水煎服，日二次。

5. 药方：丹参五两。

　用法：为末，每晚温酒或白开水送服三錢。

　附注：适用于经前腹痛。

6. 药方：灵脂四錢（生熟各半），蒲黄四錢（生熟各半），元胡三錢，木香一錢。

用法：共为细末，每次一至三錢，黄酒冲服，白水亦可。

7. 药方：干芹菜根一斤。

用法：水煎分五次服。

8. 药方：凤仙花（季季草花）干的一錢。

用法：为细末，黄酒送服。

9. 药方：泽兰三錢，丹参四錢，香附三錢。

用法：水煎服。

10. 药方：川栋子、吴茱萸各等分。

用法：为细末，每次一錢，黄酒冲服。

11. 药方：小茴香二錢，红糖二錢。

用法：每次一錢，黄酒冲服。

12. 药方：艾叶三錢，益母草一两。

1949

新 中 国
地 方 中 草 药
文 献 研 究
(1949—1979年)

1979

用法：水煎服，日二次。

13．药方：益母草八錢，鸡冠花五錢，茜草三錢。

用法：水煎服。

14．药方：益母草八錢，黑豆八錢。

用法：水煎服，黄酒为引。

妊 娠 呕 吐

1． 药方：灶心土一斤。

用法：水煎后，澄清取上层清液服用，每日三次，每次一茶碗。

2． 药方：灶心土二两，竹茹五錢。

用法：水煎频服。

3． 药方：黄连五分，苏叶一錢。

用法：水煎频服。

4． 药方：灶心土一两，生姜三片。

用法：水煎溫服。

5． 药方：干芦根一两。

用法：水煎服，日三次。

附注：适用于胃热呕吐，气味酸臭，心烦。

6． 药方：竹茹一两。

用法：水煎成湯，慢慢服完。

附注：适用于心烦不安，有时气短，有时口渴。

7． 药方：竹叶三錢，麦冬三錢，莲子心三錢。

用法：水煎，一日服两次。

附注：适用于心烦口渴，不想吃饭。

8． 药方：黄芩七錢。

用法：水煎服。

附注：适用于心烦口渴。

习惯性流产

1． 药方：山药、炒杜仲、炒川断各一两。

1949

新 中 国
地方中草药
文 献 研 究
(1949—1979年)

1979

用法：为面，蜜丸二錢重，日二次米湯送下。

附注：有孕时即服，连服二至三个月。

2. 药方：艾叶一两，鸡蛋二个。

用法：将艾叶煎湯去渣，用湯再煮荷包鸡蛋，连蛋带湯一次顿服，连服几剂，以愈为止。

3. 药方：南瓜蒂三至五个。

用法：水煎服，多服几次。

妊 娠 腹 胀

1. 药方：紫苏一錢半，陈皮一錢，葱少量，砂仁五分。

用法：水煎服。

先 兆 流 产

1. 药方：莲房炭五錢。

用法：为面，黄酒或开白水调服。

妊 娠 尿 血

1. 药方：地肤子三錢，生甘草三錢。

用法：水煎溫服，每日二次。

附注：适用于孕妇尿血，尿道烧痛，小便不利。

妊娠小便失禁

1. 药方：白薇、白芍各等分。

用法：研面，每次二錢，蜜调服。

恶露不绝

1. 药方：当归一两，荆芥炭五錢。

用法：水一碗，煎沸两分钟后取出，一次服之。

附注：适用于产后流血不止，下腹疼痛，按之稍舒，面色淡白，精神不振。

1949

新 中 国
地 方 中 草 药
文 献 研 究
(1949—1979年)

1979

恶 露 不 下

1． 药方：山楂炭二两，红砂糖五錢。

用法：将山楂炭煎湯约剩一碗，再加入红糖调化，慢慢溫服。

2． 药方：蒲黄、五灵脂各等分。为末，每次一錢。

用法：溫开水送下，日二次。

产 后 血 晕

1． 药方：铁秤锤一个，或用废 铁 一 块（家用火钩、火钳之类均可）。

用法：将铁烧红，入米醋中炸出热气熏鼻。

2． 药方：益母草一两，当归五錢。

用法：水煎服。

乳 头 破 裂

1． 药方：秋后霜打的茄子。

— 168 —

用法：阴干为面，香油调敷患处。

2. 药方：南瓜蒂三个。

用法：焙为细末，分三次用白开水送服，日二次。

3. 药方：茄子根。

用法：烧存性为末香油调擦。

4. 药方：鸡蛋黄油。

用法：将鸡蛋煮熟去白，放于勺內煎出油，涂患处。

5. 药方：海螵蛸去壳为细末。

用法：香油调敷。

6. 药方：芦荟、儿茶各等分。

用法：共为细末，加冰片少许，用香油调擦患处。

7. 药方：炉甘石煅一錢，石膏煅一錢，儿茶五分，生龙骨五分。

用法：共为细末敷患处。

1949
新中国
地方中草药
文献研究
(1949—1979年)
1979

乳 汁 不 足

1. 药方：猪板油半斤，核桃仁五十个。

   用法：煮吃。

2. 药方：通草二錢，絲瓜络四錢，猪蹄一对。

   用法：先燉猪蹄，用湯煎前二味药去渣，早晚分服。

3. 药方：王不留三錢，炙穿山甲二錢。

   用法：共为细末，黄酒 或 开 白水送下。

4. 药方：当归五錢，黄芪一两，王不留行八錢，通草二錢。

   用法：水煎溫服，日二次。

5. 药方：生荣子五錢。

   用法：水煎湯随便喝。

白　带

1.　药方：向日葵梗（枯干的）去皮四錢切片。

　　用法：加红糖五錢水煎服。

2.　药方：翻白草五錢。

　　用法：水煎服。

3.　药方：白扁豆一两，白果仁三錢。

　　用法：水煎溫服，每日二次。

4.　药方：扁豆一两。

　　用法：为细面，米湯送下。

5.　药方：棕炭、絲瓜络炭各一两。

　　用法：共为细面，每次二錢，饭前服。

6.　药方：冬瓜子一两，白扁豆四錢。

　　用法：共为细面，每次二錢，开水送服，每日二次。

　　附注：适用于带下色白或淡黄，有时

1949

新 中 国
地 方 中 草 药
文 献 研 究
(1949—1979年)

1979

两脚背肿。

7．药方：棉花籽三錢炒炭。

用法：为细面，黄酒或开白水加糖冲服。

8．药方：白果三錢，白蒺藜三錢。

用法：加水两碗煎成半碗服。

9．药方：萆薢五錢，土茯苓一两，甘草一錢。

用法：水煎服。

10．药方：乌贼骨八两去皮，白芷八錢，血余炭四錢。

用法：共为细面，先用红糖三两熬膏，再加入药面，做成二錢重丸，每次一丸，开白水送服。

11．药方：冬瓜子一两，冰糖一两。

用法：将冬瓜子捣末，加冰糖，开水燉服，每日两次。

12．药方：白术五錢，茯苓二錢，车前子

一錢，鸡冠花三錢。

用法：水煎溫服。

13．药方：马齿苋二两，椿根皮八錢。

用法：头煎內服，再煎水外洗。

14．药方：山药六錢，萆薢八錢，莲子三
錢。

用法：水煎服。

附注：适用于白带日久，体力衰弱。

15．药方：白茯苓、山药、牡蛎各一两。

用法：共为细 面，分 三 付，米湯送
服。

16．药方：肉苁蓉三錢。

用法：水煎，饭前服。

附注：适用于白带多，大便干燥，腰
膝冷痛。

17．药方：艾叶五錢，鸡蛋两个。

用法：用艾叶煎湯，去渣，将鸡蛋打
入湯內煮熟，每日临睡时服。

— 173 —

1949

新中国
地方中草药
文献研究
(1949—1979年)

1979

18. 药方：凤眼草二两。

用法：焙黄为面，用黄酒或开白水送服，每次二錢。

19. 药方：炮姜一两，百草霜一两。

用法：为细面，每次一錢，黄酒送服。

附注：适用于白带多，腹痛。

黄　带

1. 药方：苍术三錢，黄柏三錢。

用法：水煎溫服。

附注：适用于黄带量多，味腥臭，阴道发痒，小腹胀痛。

2. 药方：黄柏三錢，苍术三錢，龙胆草二錢，车前子三錢。

用法：水煎服。

3. 药方：白头翁五錢，黄柏三錢，苦参四錢。

用法：水煎服，日二次。

4.药方：鸡冠花一两，椿根皮一两。

用法：水煎服日二次。

赤　　带

1.　药方：贯众（去毛皮）一两。

用法：用米醋泡透，慢火焙干为细面，空腹米汤送服，每次二钱。

2.　药方：仙鹤草一两，贯众五钱，白果十枚。

用法：水煎服。

赤　白　带

1.　药方：白芍一两五钱，干姜五钱。

用法：共为细面，每次二钱，开水送下。

附注：赤白带下，下部寒冷，腹痛不止。

1949

新中国
地方中草药
文献研究
(1949—1979年)

1979

2．药方：夏枯草四两。

用法：在开花时采来，阴干，为细面，每服二錢五分。

3．药方：马齿苋汁二两，鸡蛋清一两半。

用法：共合一处放于碗內，另加水半碗，搅匀后，放锅內燉熟，临睡时服。

4．药方：白扁豆五錢，炒地榆二錢。

用法：水煎，日二次服。

外阴搔痒症

1.药方：鲜桃树叶一斤。

用法：将桃叶捣烂用水煎湯，熏洗外阴。

2．药方：苦参五錢，黄柏三錢，川椒一錢，枯矾五分。

用法：水六碗煎至四碗，去渣温洗。

3．药方：蛇床子一两，花椒三錢，白矾

三錢。

用法：水煎成湯，熏洗外阴。

4. 药方：土茯苓一两，薄荷三錢，蛇床子五錢，地肤子七錢，荆芥四錢。

用法：煎湯溫洗外阴。

5. 药方：蛇床子一两半，雄黄一錢，川椒二錢，乌梅三錢，枯 矾 二 錢，艾叶三錢。

用法：水煎趁热先熏后洗。

6. 药方：龙胆草八錢，地肤子八錢，川楝子四錢。

用法：煎水內服，药渣再煎水外洗。

7. 药方：龙胆草二錢，木通三錢，甘草三錢。

用法：水煎溫服，每日二次。

滴虫性阴道炎

1. 药方：蛇床子一两，黄柏八錢。

1949
新　中　国
地方中草药
文　献　研　究
(1949—1979年)

1979

用法：水煎熏洗外阴。

2．　药方：蛇床子一两，苦参四两，雄黄二钱，甘草二钱。

用法：煎水熏洗外阴。

3．　药方：黄柏一两，雄黄二钱，枯矾三钱、冰片五厘，青黛二钱，滑石三钱。

用法：共为面，用湿药布卷，蘸药，放阴道中，每日一次。

4．　药方：鸡肝一个，雄黄面少许。

用法：鸡肝一个，蘸雄黄面，纳入阴道中。

5．　药方：雄黄、杏仁各等分。

用法：为面上阴道中。

外 阴 溃 疡

药方：蛤粉一两，章丹一两，冰片少许。

用法：共为细面，香油调膏上患处。

外 阴 瘑 肿

药方：蒲公英一两，紫花地丁五錢。

用法：水煎溫服，每日两次。

子 宫 脱 垂

1. 药方：柿蒂七个。

   用法：水煎服。

2. 药方：鳖头四个。

   用法：焙成炭，为末，黄酒冲服，每次一錢，日四次。

3. 药方：枳壳四两。

   用法：每日用一两，水煎加白糖服。

1949
新 中 国
地方中草药
文 献 研 究
(1949—1979年)
1979

五 官 科 病

麦 粒 肿

药方：蒲公英二两，菊花五錢。

用法：头煎內服，二煎薰洗患眼，每次十五分钟，日二至三次。

霰 粒 肿

药方：南星一两，冰片五分。

用法：共为细面，用好醋调和成膏，每日睡前敷患处。

急性结膜炎

1. 药方：黄连三分，人乳一錢。

用法：将黄连浸入人乳中，用乳滴眼。

2. 药方：鲜瓦松不拘多少。

用法：捣烂，摊 贴 眼 皮上，干则再换。

3. 药方：鸡蛋二个，黄连素一片。

用法：将黄连素研极细面，用鸡蛋清调匀点眼，每天五至六次。

4. 药方：龙胆草三錢。

用法：熬膏点眼角內。

5. 药方：冬桑叶一两，野菊花一两。

用法：水煎薰洗，每日三、四次。

6. 药方：茶叶三錢。

用法：水煎浓汁，先薰后洗。

7. 药方：蒲公英三两，冬桑叶三两。

用法：煎湯薰洗，每日三、四次。

8. 药方：蒲公英二两，栀子七枚。

用法：水煎服。

9. 药方：榆树叶一两，白矾一錢。

用法：水煎数滚，放温澄清洗眼，再

1949

新 中 国
地 方 中 草 药
文 献 研 究
(1949—1979年)

1979

用药棉浸药水敷眼皮上二至三小时。

10．药方：黄栢二錢，龙胆草三錢，决明子六錢。

　　用法：水煎服。

11．药方：夏枯草五錢，香附五錢。

　　用法：水煎服。

　　附注：亦治眼珠夜痛。

12．药方：夏枯草一两，莆公英一两，车前草三錢，野菊花三錢。

　　用法：水煎服。

砂　　眼

　　药方：桑叶五錢，元明粉三錢至五錢

　　用法：用水两大碗煎开五分钟去渣倒入淨脸盆內，先薰后洗。每日二次。

角　膜　翳

　　药方：菊花三錢，白蒺藜三錢，蝉蜕

一錢。

用法：水煎服，或为面，每服二錢，每日二次。

角 膜 溃 疡

1. 药方：白色蜂蜜。

   用法：点眼。

2. 药方：白菊花、蝉蜕各二两。

   用法：共为细面。每次三錢，加蜂蜜水送服。

睑缘炎（眼边赤烂）

7. 药方：炉甘石一两，冰片少许。

   用法：共为极细面，香油调匀放于碗內，将碗倾复在艾烟上薰之，炉甘石变红色，即收存瓶內，涂于眼边，早 晚 各 一次。

2. 药方：黄连（或黄栢）二錢。

1949

新 中 国
地 方 中 草 药
文 献 研 究
(1949—1979年)

1979

用法：为面，加入适量人乳调匀，涂患处。

3． 药方：熟鸡蛋黄三枚，炙炉甘石、冰片各少许。

用法：将鸡蛋黄放铁勺內炼出油，再将炉甘石，冰片研细面加入调匀擦患处。

迎 风 流 泪

1． 药方：鲫鱼胆二个，人乳适量。

用法：上药和匀，饭锅上蒸一至二次点眼。

2． 药方：防风三錢，蕤仁二錢。

用法：水煎服。

3． 药方：冬桑叶三錢。

用法：煎湯洗眼。

夜盲症（雀目）

1． 药方：猪肝四两，苍术五錢。

用法：将猪肝切成片，和苍术同放砂锅内用米泔水煮熟，去药，临睡时一次吃完。轻者一次，重者需多次用。

2. 药方：鲜菠菜。

用法：将菠菜煮熟内服，淡吃。外用以汤洗目。连洗四至五天。

倒　　睫

药方：木鳖子仁一个。

用法：为细面摊药棉上，搓成药卷塞鼻孔里，左眼倒睫塞右，右眼倒睫塞左，双眼倒睫全塞，夜塞晨取，连用几次。

牙　　痛

1. 药方：生地三錢，元参三錢，生石膏五錢，黄芩二錢，升麻二錢。

用法：水煎服。

附注：适用于牙痛，有热者。

1949

新　中　国
地 方 中 草 药
文 献 研 究
(1949—1979年)

1979

2.　药方：生石膏一两，生地五錢，细辛一錢，生甘草一錢。

　　用法：水煎服。

　　附注：适用于牙痛有热者。

3.　药方：大葱。

　　用法：取葱一块，放在痛齿上咬。

　　附注：适用于虫牙。

4.　药方：大枣一个，雄黄面适量，冰片少许。

　　用法：大枣去核，填满雄黄面，用线扎好，煨焦存性，研成细面，加冰片少许即成。将药面撒于患牙处。

　　附注：适用于齿龈赤烂疼痛，口臭出血，牙枯脱落，腮唇溃疡。

鼻　衄

1.　药方：小蓟一两，白茅根五錢。

　　用法：水煎服。

2. 药方：栀子炭一两。

用法：水煎服。

3. 药方：麦冬五錢，生地五錢。

用法：水煎服。

4. 药方：茅根、桑白皮各一两，侧柏叶五錢。

用法：水煎服。

5. 药方：生地三錢，荷叶三錢，侧柏叶三錢，生地炭二錢。

用法：水煎服。

6. 药方：大黄炭二錢半，侧柏叶炭二錢，茅根二两。

用法：二炭共为细面，茅根煎湯冲服。

7. 药方：百草霜、侧柏叶各等分。

用法：共为细面，每服三錢，米湯调服。

8. 药方：血余炭。

1949
新 中 国
地 方 中 草 药
文 献 研 究
(1949—1979年)
1979

用法：研成细面，吹入鼻孔少许即可，或用白开水送服。

9. 药方：煅龙骨、血余炭各等分。

用法：共为细面，用苇管将药吹入鼻中三、四次。

10. 药方：三角菜一两，小蓟一两。

用法：合一起捣汁加糖服，每次一小杯。

11. 药方：紫皮蒜去皮。

用法：把蒜瓣去尖，擦手心，时间长点好，以闻到蒜味为度。

中 耳 炎

1. 药方：黄柏一钱，烧酒一盅。

用法：用酒泡黄柏二十四小时，滴耳内一至二滴，每日一至二次。

2. 药方：鲜薄荷全草。

用法：洗净捣烂取汁，将汁滴入耳内

一至二滴，一日二次。

3． 药方：枯矾、猪胆汁。

用法：将枯矾为细面，用猪胆汁滴入，搅匀，干后研细面，每用少许吹入耳内，吹时用棉球将耳内脓水擦净。

4． 药方：蚯蚓一条，白糖一錢。

用法：将蚯蚓放茶杯中，入白糖盖严，经二十四小时即成水。用其水滴耳中，每日二次。

5． 药方：黄连半錢，人乳泡之。

用法：用其浸泡液滴耳。

6． 药方：蝈蝈不拘多少。

用法：焙干研末。先将耳底洗净，然后吹入蝈蝈末少许。

耳　聋

药方：香附四錢，柴胡二錢。

用法：水煎服。

1949

新　中　国
地 方 中 草 药
文 献 研 究
(1949—1979年)

1979

虫　入　耳

1.　药物：豆油。

　　用法：将油滴入耳中虫自出。

鼻　炎

1.　药方：苍耳子五錢，红花二錢，甘草二錢。

　　用法：水煎服。

2.　药方：辛夷二錢，细辛五分，苍耳二錢，陆通三錢，石膏五錢。

　　用法：水煎服。

3.　药方：藿香连梗叶四两，猪苦胆四个。

　　用法：将猪胆汁拌入藿香内晒干，微炒共为细末，炼蜜为丸二錢重。每服一丸，日三次。

4.　药方：藿香一斤，栀子一两。

用法：共为细面， 用猪胆汁为 丸 二钱重每次服一丸， 日 服 三 次， 开 水 送下。

慢性付鼻窦炎

药方：玉米须四两晒干 切 成 一寸长段，当归一两微焙后切细。

用法：二药混合一处，用新 旱 烟 袋吸，每次吸一、二烟斗，日五至七次，吸至症状消失为止。或将上药为未吹鼻，一日三次。

鼻 癣

1. 药方：生大黄三钱，炙杏仁四钱，猪油少许。

用法：二药为未，和猪油调涂疮上。

2. 药方：苦参、明矾 各 等 分，猪油适量。

1949

新 中 国
地 方 中 草 药
文 献 研 究
(1949—1979年)

1979

用法：前二味共为细面，将猪油溶化调和成膏搽鼻孔內，每日二、三次。

酒 皶 鼻

1． 药方：大黄、硫黄各等分。

用法：为面，水调涂。

咽喉肿痛

1． 药方：灯笼草三錢（即红姑娘全草）。

用法：水煎服。

2． 药方：桦树皮一两。

用法：水煎服。

3． 药方：麦冬三錢，桔梗三錢，山豆根四錢。

用法：水煎服。

4． 药方：射干一錢，山豆根一錢。

用法：共为细末，吹喉部。

5． 药方：白薇焙干研细末。

用法：每服三钱，每日三次。

6. 药方：元参五钱，胖大海一钱。

用法：煎水频服。

附注：主治慢性扁桃体炎，反复发作。

7. 药方：皂角刺三钱。

用法：水煎，分二次早晚服用。

8. 药方：山豆根、牛蒡子、射干各三钱，银花六钱，甘草二钱。

用法：水煎二次，日二次服。

口　腔　炎

药方：柿霜。

用法：搽患处。

附注：亦治齿龈炎。

音　哑

药方：金银花二钱，大海二钱，麦冬

1949

新 中 国
地 方 中 草 药
文 献 研 究
(1949—1979年)

1979

二錢。

用法：用开水浸泡加白糖少许频服。

中草药验方、制剂、栽培选编

提　要

沈阳药学院教育组编。

1970 年 4 月第 1 次印刷。64 开本。3.6 万字。共 216 页，其中目录 9 页，正文 196 页，附录 2 页，编后 2 页，插页 7 页。平装本。

本书正文分为验方部分、制剂部分和栽培部分。

验方部分列出了 56 种疾病的验方以及每方的用法、效能，并标有附注。

制剂部分介绍了 60 种制剂的处方、制法、用途与用法、说明等。

栽培部分介绍了 21 种中草药的栽培方法。每种草药下先简要介绍其别名、植物特征、临床应用等，然后介绍其栽培方法，包括生长喜好、繁殖、播种、田间管理、采收加工等。

书末附有二十四节气及沈阳地区气温表、东北各地的霜期表，以供查阅。

备战、备荒、为人民。

毛泽东

中 草 药
验方、制剂、栽培选编

沈阳药学院

教育 组

目 录

验 方 部 分

1949
新 中 国
地方中草药
文 献 研 究
(1949—1979年)
1979

— 2 —

1949

新 中 国
地方中草药
文 献 研 究
(1949—1979年)

1979

制 剂 部 分

— 4 —

1949
新　中　国
地 方 中 草 药
文 献 研 究
(1949—1979年)
1979

栽 培 部 分

1949

新　中　国
地方中草药
文　献　研　究
(1949—1979年)

1979

附录：

二十四节气表及沈阳地区气温表

东北各地的霜期表

· 白 页 ·

验 方 部 分

止 血

1. 马勃（马粪包）

用法：研面。撒伤口处。

效能：用于外伤出血。

2. 地榆炭 大蓟炭 刘寄奴 黄柏
浸膏 各等量

用法：将前三味药共为细粉，然后加
入黄柏浸膏（参照制剂部分第89页）混合
均匀。撒布伤口处。

效能：有止血、消炎作用。主治外伤
出血。

3. 羊蹄根（洋铁叶根） 生石灰
猪毛炭 各等量

用法：将前两味药共 研 细 粉，炒成

1949

新　中　国
地 方 中 草 药
文 献 研 究
(1949—1979年)

1979

桃红色，再加猪毛炭粉混匀。外敷伤口处。

效能：用于刀伤、创伤出血。

附注：曾试用8例，止血、消炎效果较好。

4. 大蓟炭2两　地榆炭1两　仙鹤草（龙牙草）1两　黄柏1两　羊蹄根1两

用法：将后三味药放锅内炒黄，与前二味药共研细粉。撒伤口处。

效能：治外伤出血。

附注：经广泛应用．止血、消炎效果较好。

5. 止血流浸膏

处方：大蓟2.5斤　地榆2.5斤　龙牙草0.5斤

用法：制成流浸膏800毫升（参照制剂部分第89页）。内服，每次16毫升。

— 2 —

效能：用于吐血、咯血、衄血、子宫出血及其他外伤出血。

刀　　伤

猪胆 1 个　生石灰适量

用法：将生石灰放入猪胆中，放阴凉通风处阴干。用时研成细粉，撒布伤口处。

闪 挫 跌 扑

1．蛇白蔹根 5 钱

用法：水煎。煎液加红糖少许，口服。

2．蛇白蔹 5 钱　地龙3钱　黄柏2钱

用法：水煎。

效能：主治打伤瘀血。

附注：曾用一例老年妇女头部打伤瘀血，连服二剂痊愈。

3．地龙 3 钱　葱白 3 棵　羊蹄根 5

1949

新　中　国
地方中草药
文　献　研　究
(1949—1979年)

1979

钱　草乌1钱　煤（越亮越好）3两　元
胡3钱　小米适量

用法：先将小米煮成8分熟，再将上
述诸药共研细粉，两者调匀。外敷患处，
12小时换一次。

附注：试用5例，消肿、散瘀血、止
痛等效果显著。

4．大黄（生）粉10　生草乌粉2
血余炭10　大黄米面50　米醋适量

用法：将米醋煮沸，放入大黄米面搅
成糊状，然后加入上述三种药粉，搅匀并
使至挑之有丝为度。将药摊在布上，外敷
患处。

效能：主治各种扭挫伤红肿疼痛。对
有创口者勿用。能避开创口处仍可敷用。

5．大黄1两　木耳5钱　无名异
（软锰矿）5钱　冰片2分

用法：共研细粉，用凡士林调成膏

— 4 —

（50％）。外敷患处，三天换药一次，3～5次即可收效。

附注：民间方。扭挫伤未过二十天者有效。患处有伤口者禁用。

闭合性骨折

1. 公牛角（香油炸酥）3钱　血余炭（头发炭）3钱　大黄米面半斤　米醋1～2斤。

用法：将牛角削薄片，香油炸酥（或用花生油、豆油代替）研成细末。剪取头发一两，放罐内（小泥罐或罐头盒），压紧后用黄泥密封，置火上煅烧，并随时用黄泥封固漏气孔洞（以保持头发在隔绝空气的情况下煅成炭，否则易灰化失效。）煅烧40分钟左右即可取出研细末。另将铁锅洗净，放米醋一斤，煮开后加入大黄米面，搅拌成糊状，加入牛角细末搅匀，最

— 5 —

1949
新 中 国
地 方 中 草 药
文 献 研 究
(1949—1979年)
1979

后加入血余炭，搅成粘稠糊状，挑之有丝时即可。

用时，先将骨折进行整复，把药摊在布上（约1厘米厚），外敷患处，外用小夹板固定（必要时需牵引），经24小时，患处有虫爬感，可把药取下，继续用夹板固定。

附注：献方人曾治疗五例。我们试用于闭合性肱骨干折一例，20天内骨质愈合。

2. 生菜子一两　黄瓜子一两　鲜榆树皮二两

用法：共捣烂成糊状。骨折整复后，外敷患处。

烫　　伤

1. 地榆　黄柏　羊蹄根　各等量
用法：共研细粉。临用时，先将麻油

或豆油烧开，趁热加入药末调匀，摊在纱布上，敷伤处。

附注：曾用一例烧伤2～3度，面积达15％以上患者，先用石灰水、香油，继用该药外敷，24日痊愈。

2. 石灰　香油

用法：临用时，加开白水于石灰中，待澄清，撇去浮在表面的杂质，取澄清液。另取等量香油煮开，加入上得石灰水中，边加边搅，调成糊状，摊在纱布上，敷伤处。

痢　　疾

1. 白头翁2钱　秦皮2钱　黄柏3钱

用法：水煎服。

附注：效果显著，可代替止痢片、氯霉素等药。

1949

新 中 国
地方中草药
文 献 研 究
(1949—1979年)

1979

2. 苦参　秦皮　黄柏　白头翁　各 3 钱

用法：水煎服。

附注：曾用24例传染性痢疾，经服 1 ～ 2 剂后均痊愈。

3. 黄柏　苦参　滑石粉　各 3 钱

用法：布包滑石粉，与前二味药同煎，分两次服。以上为一日量。

感　　冒

1. 苏叶 3 钱　生姜 1 钱　葱头（连须）1 个　防风 3 钱

用法：水煎，乘温服。

效能：主治风寒感冒。

附注：用于感冒初起数 例，效果很好。

2. 细辛 5 钱　独活 1 两　香薷 3 两薄荷 3 两　柴胡 2 两　升麻 2 两

— 8 —

用法：共研细粉，过筛，炼老蜜为丸，每丸2钱。一日三次，每次一丸，开水送下。

效能：主治风热感冒。

附注：夏天采得鲜品（用量按上述比例以钱为单位计算）切碎煎服，效果更好。

上呼吸道感染

1. 山豆根2两　桔梗3两　马勃1两

用法：共研细粉。一日三次，每次一钱。

效能：主治扁桃腺炎、咽喉炎。

附注：已治愈20例以上。

2. 升麻100克　山豆根100克　薄荷50克　甘草50克

用法：将升麻、山豆根、甘草用500

— 9 —

1949
新中国
地方中草药
文献研究
(1949—1979年)
1979

毫升水煎半小时后，再加薄荷，文火煎15分钟，倾出煎液。再加适量水煎，两次煎液合并，得300毫升，放置过滤，滤液加入适量防腐剂。用喷雾器喷于口腔与咽喉部分，一日2～3次，适用于上呼吸道感染、咽唉炎、扁桃腺炎。

3. 双花喷雾剂（小儿用）

双花20克　甘草10克　薄荷20克

用法：取甘草10克加水200毫升，煎煮半小时后，加双花、薄荷再煎15分钟，保留煎液。残渣再加水150毫升煎煮半小时，将煎液蒸发浓缩，并入第一次煎液中，使总量成100毫升。放置过夜，滤清，加入适量防腐剂。用喷雾器喷于口腔咽喉部，每日3～4次，已广泛应用，对小儿上呼吸道感染有一定疗效。

— 10 —

肝　　炎

茵陈3钱　苦丁香（香瓜把）4.5钱
白丁香（麻雀粪）7个　南阴草（南墙上
长的绿膜即苔藓类植物）适量　冰片1
分

用法：共研细粉。将少量药面吸鼻
内，使鼻流黄水，每天吸3～4次。

效能：治急性黄胆型肝炎。

附注：此药不可吸入太多，以流出黄
水为度。用药后全身酸软无力，腰背似折
断样难过，待用药数次后，逐渐减轻，其
它无不良反应。

咳　　嗽

1. 石韦3钱

用法：水煎服。成人每服3钱，一日
二次，饭后温服。小儿酌减。

1949

新 中 国
地 方 中 草 药
文 献 研 究
(1949—1979年)

1979

效能：主治感冒咳嗽、气管炎等症。

附注：用于十余例患者，效果很好，祛痰作用更为明显，一般2～4天即见效。

2．桔梗2两　紫苏3两　南沙参1两　山豆根1两

用法：共研细末。一日三次，每服1钱。

效能：主治寒咳。

附注：经广泛应用，效果较好。

3．百合2两　南沙参2两　杏仁1两　桑叶1两

用法：共研细粉。一日三次，每服1钱。

效能：主治燥咳。

4．紫苑1斤　桔梗0.5斤　南沙参1斤　车前草1斤　五味子0.5斤　山梨5斤　糖适量

用法：前五味药共煎二次，山梨单熬（3～4次）过滤，合并滤液，浓缩成流浸膏状，加糖收膏。每服一匙，每日二～三次。

效能：主治感冒咳嗽、痰多。

5. 桑白皮　南沙参　桔梗　百合各等量

用法：共研细粉。每服1钱，一日三次。

效能：主治热咳。

支气管哮喘

1. 蚯蚓（干）3两

用法：焙干，研成细粉。一日三次，每次1钱。

附注：仅用一例，服药2日后，病状即显著减轻。

2. 卤块400克　陈皮50克　甘草50

1949

新 中 国
地 方 中 草 药
文 献 研 究
(1949—1979年)

1979

克

用法：取盐卤加白开水500毫升，搅拌放置一夜后，滤取清液。另取陈皮、甘草，加水1500毫升，煮沸半小时，滤取清液，与盐卤液混合，加白开水至2000毫升。放置半日后，滤过，备用。一日三次，每次5～10毫升，饭后服用。

效能：主治慢性支气管炎、哮喘、高血压。

3．暴马子（粗枝）1斤　紫皮蒜皮1两　白菜根4两　绿豆秸及荚（炒炭）1两

用法：将前三味加水煎二次，合并煎液，并浓缩至350毫升。另将绿豆秸炒炭，研细。一日三次，每次取煎液15毫升，冲服绿豆秸炭5分，连服一周。

4．马兜铃子（炒黄）1两　代赭石（醋淬）1两　甘草0.5两　藿香0.5两

用法：先将甘草熬成膏，与其他药粉混匀，干燥，研粉，做成水丸，如绿豆大。一日三次，每次1钱，饭后即服。

附注：曾广泛应用，有一定止喘效果。胃寒体虚者不宜。如不按法制备，易引起呕吐。

5. 莱菔子（炒）1两　杏仁（炒）1两　鸡蛋壳（焙黄）1两

用法：共研细粉。一日三次，每服1钱。

附注：用过2例支气管哮喘患者，可使症状减轻。

6. 白屈菜根7两　枯矾3两

用法：共研细粉。一日三次，每服1钱。

附注：用于数例支气管哮喘患者，可使症状减轻。

7. 咳喘粉

1949
新 中 国
地 方 中 草 药
文 献 研 究
(1949—1979年)
1979

元胡（醋制）7　枯矾3

用法：共研细粉。一日三次，每服1钱。主治咳喘。

胃　病

1. 胃寒散

处方：制草乌　0.3克　干姜1克曼陀罗叶（洋金花叶）粉0.3克。

用法：共研细末。痛时服，每服1.5克。

效能：主治胃寒痛。

2. 白屈菜（山黄连）　柞树叶　各等量

用法：分别煎煮40分钟，过滤，合并两种滤液，熬至浸膏状，加适量淀粉，搅拌成块，烤干，研成粉。饭前用开水送服。一日三次，每次0.5～1钱。

效能：主治胃疼、泻肚。

— 16 —

3. 酒曲1两　莱菔子1两　天仙子（莨菪种子）6钱　苍术4钱　桂枝1两　高良姜1两

用法：先将酒曲、莱菔子焙黄，与其他药共研细粉。口服，每日三次，每次半钱。

效能：主治胃寒痛、萎缩性胃炎。

4. 苍龙散

处方：炒苍术2两　龙胆1两

用法：共研细粉。饭前服用，一日三次，每次1钱。

效能：应用于萎缩性胃炎、消化不良。

附注：对萎缩性胃炎有明显效果，而对一般胃炎及胃溃疡无效。

5. 瓦楞子（煅）15克　硫酸亚铁（可用皂矾再结晶后代用）3克　苍术（炒）5克　白屈菜浸膏（参照制剂部分第88页）

1949

新 中 国
地 方 中 草 药
文 献 研 究
(1949—1979年)

1979

5克　甘草5克

　　用法：共研细粉。每日三次，每次1钱，饭前或痛时服用。

　　效能：适用于胃及十二指肠溃疡。

　　附注：已治愈30余名患者，效果显著。在镇痛、制酸方面均较有效。但远期疗效尚待进一步观察。

　　6. 鸡蛋壳（炉黄）5两　甘草1两百合2两　白屈菜2两

　　用法：共研细粉。口服，一日三次，每次1钱。

　　效能：主治溃疡、胃酸过多症。

　　附注：经广泛应用，止痛、制酸效果显著。

　　7. 复方甘楞散

　　处方：甘草5钱　瓦楞子（煅）1.5两曼陀罗叶粉1钱

　　用法：共研细粉。每日三次，每次半

钱～1钱。

效能：用于胃及十二指肠溃疡。

8.（1）鸡蛋壳（焙黄）4两　百合1两　甘草1两

用法：共研细粉。每日三次，每次1钱。

（2）硫酸亚铁4钱　蛋壳2两　公英1两　甘草1.5两

用法：共研细粉，每服8分，一日三次。

效能：主治溃疡、胃酸过多症。

附注：用于4例患者，两例单用处方（1）治疗，另二例服处方（1）一周后，改用处方（2）服一周，疼痛、烧心等症状消失，经四个月后未复发。

胃　癌

蜈蚣20条　红花2钱　白酒（60度）

1949

新 中 国
地方中草药
文 献 研 究
(1949—1979年)

1979

1斤

用法：将蜈蚣、红花放白酒内，泡一个月后，过滤，备用。一日三次，每次一酒盅（10～15毫升），饭前服用。忌醋、食盐。

附注：清原县医院曾用此法治愈胃癌患者两例。

呕　　吐

1. 伏龙肝（灶心土）1斤　藿香5钱

用法：煎半小时，取上清液。代茶饮。

效能：治呕吐、孕娠呕吐。

附注：伏龙肝可用红砖代替。

2. 紫苏叶2两　白罗卜叶2两

用法：将上二味鲜品捣烂取汁。一次顿服。

效能：主治寒性呕吐。

3．鲜芦根2两　绿豆一两

用法：水煎服。

效能：主治热性呕吐。

泄　　泻

六一散4钱　绿豆1两　山里红(炒)
1两

　　用法：绿豆和山里红共水煎。

　　以上为一日量。用煎液冲六一散分二
次服。

　　效能：主治夏日泄泻。

　　附注：六一散处方：甘草粉末6份，
滑石粉1份，混匀。

吐　　泻

炒苍术2两　菖蒲1两

　　用法：共研细粉。一日三次，

1949

新 中 国
地 方 中 草 药
文 献 研 究
(1949—1979年)

1979

每次1钱。

效能：主治夏日腹胀痛，呕吐泄泻，嗳气吐酸水。

附注：用于夏日呕吐泄泻的患者效果较好，冬天应用效果不好。此药对于溃疡性患者禁用。

腹　　胀

莱菔子（炒）2两　小茴香1两

用法：共研细粉。一日三次，每服1钱。

附注：用一例饭后腹胀，疼闷已半月余患者，服4包后痊愈。

消 化 不 良

1. 焦苍术1两　曲子1两　麦芽1两　山里红（炒）1两　龙胆二两　陈皮1两

— 22 —

用法：共研细粉。一日三次，每服1钱。

效能：主治食积胀满，胃气不舒。

附注：经广泛应用，效果良好。

如无龙胆时，可用当药代替。

2．消食散

处方：酒曲（炒黄）2两　麦芽1两　焦山里红1两　苍术（炒黄）5钱　莱菔子（炒黄）1两。

用法：共研细粉。一日三次，每次1钱。

附注：经广泛应用，效果很好。

3．鸡内金（焙干）1钱，焦山里红3钱　麦芽2钱　曲子2钱　当药3钱　曼陀罗1分

用法：共研细粉。一日三次，每服1钱。

效能：主治消化不良，食积。

1949

新 中 国
地方中草药
文 献 研 究
(1949—1979年)

1979

4. 麦芽1两　莱菔子（炒）1两
曲子2两　当药1两　苍朮1两
　　用法：共研细末。一日三次，每服
1钱。

便　　　秘

肉苁蓉3钱
　　用法：煎汤顿服，一日二次。
　　效能：用于产后便秘，阳虚便秘。效
果显著，无任何副作用。

脱　　　肛

蜗牛一个　猪油适量
　　用法：将蜗牛焙干研末，与猪油合
匀，乘热敷大肠头。

尿　道　炎

车前草　木通　黄柏　萹蓄　山豆根

刘寄奴　各3钱

用法：水煎服。

附注：已用此方治愈数例患者。但对结核性尿道炎仅能缓解。

遗　　尿

桑螵蛸1两　韭菜子4钱

用法：水煎服。一日一剂，连服三剂。

水　　肿

1．蝼蛄7个

用法：去头、足。用水煎煮。喝汤，吃蝼蛄。

效能：治水肿、尿闭。

附注：有一例水肿患者，曾服双氢克尿塞无效，但服此药一剂后即排尿。

2．鲜紫胡全草1把

1949

新　中　国
地 方 中 草 药
文 献 研 究
(1949—1979年)

1979

用法：水煎服，当饮料用。

效能：主治孕妇水肿。

胆道蛔虫症

①茵陈1两　苦楝皮8钱。

②哌哔嗪12片（含药量3克）或一粒丹1包。

③针刺：阳陵泉透阴陵泉　迎香透四白　肝俞、胆俞。

④米醋适量。

用法：首先针刺止痛或缓解，一般用阳陵泉透阴陵泉即可，否则加刺迎香透四白，若疼痛不止，可改用肝俞、胆俞或附近的压痛点，留针40～60分钟。缓解后，内服茵陈、苦楝皮汤剂，过半小时，再可服驱虫药。整个治疗过程，频服米醋。

附注：如病人呕吐，服不进汤药，应先止呕。

若胆道有感染，病人发烧，可内服茵陈蒿汤（茵陈 2 钱，枝子 3 钱，大黄 5 钱，黄柏 3 钱）或内服氯霉素。

附注：用此方法治愈 5 例患者，平均在 2 天内全愈。

肠道蛔虫症

1．苦参 1 两

用法：水煎。每晨空心服，连续三天，一天一剂。

2．苦楝皮15斤　糖精或白糖适量。

用法：将苦楝皮水煎至2000毫升，加入白糖适量，调匀。早饭前空腹顿服40毫升。

附注：已用十余例患者，疗效较好，个别患者有腹痛、头晕现象。

1949

新 中 国
地 方 中 草 药
文 献 研 究
(1949—1979年)

1979

失 眠 症

生草乌1钱　麻蕡（大麻雌花序）2钱　独活1钱。

用法：临用时用醋、酒（3：1）调成糊状，取黄豆粒大用胶布贴敷神门、医明等体针穴位。一日一次。

附注：试用数例，用药一周后见效。

癔病、神经衰弱

纈草1两　五味子1两　合欢（南蛇藤果）3钱　花生叶1两　桑叶3钱

用法：用40°酒适量，浸3昼夜。按处方量分12次服，早晚各一次。

附注：用于十数例，效果良好。

头　　痛

1. 生草乌

用法：研成极细末。取芥菜子大小量，吸入鼻内。

附注：经广泛应用，吸入后可引起喷嚏，5分钟后头痛缓解。

2. 苍术1两　雄黄1钱

用法：共研细粉。需要时服1钱，一日不得超过3次。

附注：试用过数例神经性头痛，止痛作用可维持2小时。

3. 头痛膏

处方：白附子1钱　苦参1钱　天南星1钱　细辛适量。

用法：前三者共煎、熬膏，放冷后将细辛研细末拌入混匀，并加入适量酒、醋、食盐，调成糊状备用。

1949

新 中 国
地 方 中 草 药
文 献 研 究
(1949—1979年)

1979

取胶布，剪成适当大小，中间放上少许药膏，贴太阳、印堂等穴，可治伤风头痛。

每次贴敷时间一天左右，若痛未解，可换其它穴位，以免引起皮肤起泡。

附注： 临床应用数例，对风寒感冒引起的头痛，效果较好。

4. 狼毒（鲜）　烟袋油适量

用法： 先将狼毒用火烤萎，用不带锈刀切成薄片，和烟袋油捣匀。敷太阳穴，一夜一换，连贴两次。

效能： 治偏头痛。

附注： 贴后刺痒，甚至发泡，无妨。用过3例偏头痛，效果较好，如一患者偏头痛，常犯，用此方治疗后，一个季度未犯。

5. 苍耳子（炒）3钱　独活2钱山羊角1两

用法： 水煎。一日一剂，连服三剂。

高 血 压

夏枯草 3 钱　芹菜根 1 两　葵花盘 1 两　寄生 5 钱　益母草 5 钱

用法： 水煎服。每日一剂，连服十剂为一疗程。

附注： 用过 2 例，自觉症状显著好转。

风湿性关节炎

1. 威灵仙（山辣椒秧根） 2 钱　地龙（蚯蚓） 1 钱　苍术 2 钱　黄柏 1 钱　苍耳（粘苍子） 3 钱　红旱莲 2 钱

用法： 水煎。每日一剂，七日为一疗程。

附注： 曾广泛应用（30 例以上），效果尚好。如一例髋骨及膝关节针刺样疼

1949

新 中 国
地 方 中 草 药
文 献 研 究
(1949—1979年)

1979

痛，一侧下肢活动困难，服强的松、活血
片无效，服此方三剂后，基本不疼，已能
参加劳动。

2. 威灵仙4钱　豨莶3钱　红旱莲
2钱　蛇白蔹2钱　地龙骨3钱

用法：水煎。一日一剂，七日为一疗
程。

附注：经用十数例，对关节疼痛症状
有显著缓解作用。

3. 生草乌3钱　独活2钱　辣椒子
1钱　生南星1钱　蓖麻子（去壳）1钱

用法：共研细粉。用时以醋、酒
（3：1）调成糊状。
取适量，借助胶布贴敷穴位。

附注：经临床应用，对关节疼痛止疼
效果显著。

4. 威灵仙3分　地龙骨3分　红旱
莲3分　生草乌2厘

用法：共研细粉。一日三次，4日为一疗程（上述处方为一次量）。

附注：经广泛应用，对踝、膝关节疼痛效果显著。

注意：生草乌有大毒，一次剂量不能超过2厘。

5．茜草1两　白酒1斤

用法：浸泡十天。一日二次，每次一盅。

类风湿关节炎

1．（1）威灵仙4钱　穿山龙5钱独活3钱　当归3钱　桂枝3钱（水煎服）

（2）681注射液

用法：每日注射681液2毫升。内服汤药一剂，早晚各一次。半月为一疗程。

附注：用此法治疗一名女社员，患类风湿关节炎已年余，双膝关节肿痛，不能

— 33 —

1949

新 中 国
地 方 中 草 药
文 献 研 究
(1949—1979年)

1979

下地行走已十一个月，每天口服止痛片十多片。经上述方法治疗一周左右时间，局部肿胀疼痛基本消失，并能下地行走。

2．公牛骨（股骨最好）5 两　鸡蛋壳粉 3 两　菟丝子全草粉 2 两

用法：将牛骨打碎，水煮脱脂，焙干，研细粉，与其他药混合均匀。每天二次，每次 2 钱，黄酒送下。

附注：服药后有时出现关节疼痛加重，仍可继续服药。

腿　抽　筋

木耳　苍术　鸡蛋壳（焙黄）各等量

用法：共研细粉。一日三次，每次 3 钱。

腰　痛

1．杜仲 2 两　桑寄生 2 两　猪肾 1对

用法： 将杜仲、桑寄生压成面，放入猪肾内，蒸熟内服。

2．猪肾1对　小茴香2两　淀粉适量

用法： 将肾洗净切开，塞入小茴香，外用面糊裹住煮熟。去面及小茴香，吃肾。不用面粉，直接蒸熟亦可。

附注： 曾试用于肾亏腰疼一例，服2剂后，腰疼显著减轻。

3．霜眉豆角3两　丝瓜根1两（烧存性）。

用法： 共研细粉。每服3钱，黄酒送下，令出微汗。

效能： 治腰腿痛。

佝　偻　病

鸡蛋壳（炒黄）白糖　适量
用法： 共研细粉。每服1钱，白开水

1949
新 中 国
地方中草药
文 献 研 究
(1949—1979年)
1979

送下。

黄 水 疮

1. 黄柏　白藓皮　核桃楸树皮　各等量（熬成 200 ％浸膏50克，参照77页。）
枯矾10克　胆矾（$CuSO_4·7H_2O$）2克

羊毛脂适量　凡士林加至100克

用法：将胆矾、枯矾分别研细，与浸膏研匀，加羊毛脂适量（以全部吸收浸膏混合物为度）研和，再加凡士林至规定量，调匀。

先用稀的高锰酸钾水洗净患处，擦干，涂药。

附注：已治愈两例，疗效显著。

2. 鸡蛋壳（焙黄）1钱　红小豆1钱

用法：共研细粉。若疮面流出黄水，可干敷患处，如无，则用香油调敷。

附注：试用2例，均在一周内痊愈。

— 36 —

牛 皮 癣

1. 红矾 4 钱　雄黄 6 钱　铁锈 5 钱

用法：用大葱汁调匀，置瓦罐内用艾叶熏干，再用适量麻油调匀。涂抹患处。

附注：此方为本院一同志供给，本人用此方治愈，至今未复发。

此药有较强的腐蚀性，使用时注意。

制备时用艾叶烟熏，以便控制温度。若温度过高，则药物结块，影响疗效。

2. 杏仁 4 两　红矾 5 分　水银 5 分硫黄 2 钱

用法：共捣研成糊状，外敷患处。

附注：此药毒性较大，应用时注意。

砍 头 疮

1. 木耳　白糖　适量

用法：将木耳用水浸泡后取出，加白

1949

新 中 国
地 方 中 草 药
文 献 研 究
(1949—1979年)

1979

糖适量，捣成糊状。外敷患处。

2．蜂房　香油

用法：将蜂房研成细粉，加香油调敷患处。

稻 田 皮 炎

1．白屈菜1份　白藓根皮1份　冰片1％　淀粉10％

用法：先将两草药加三倍量水，煎熬成1：1流浸膏，加入冰片和淀粉，加热搅拌成糊状。涂敷患处，一日数次。

效能：主治稻田皮炎、脚气、虫螯咬伤。

附注：此药对稻田皮炎颇效，已用过80多病例，一般在2～3天内痊愈。

2．白屈菜1斤　羊蹄根0.5斤　艾叶0.5斤　加水4斤，熬至5两，加淀粉少许，调成糊状。

用法：外敷患处。

附注：曾用于水田皮炎、神经性皮炎，脚癣等30例以上，止痒效果显著。

静脉炎溃疡

外伤洗敷药水

处方：黄柏100克 白头翁100克 地榆100克

用法：先将黄柏制成流浸膏，加乙醇（96%）适量，使粘性物全部析出为度，过滤，滤液蒸去乙醇备用。再将白头翁、地榆加7～10倍水，直火煎煮，至煎液剩原量1/3时，用纱布过滤，滤液与黄柏液合并，混匀，产生大量沉淀*,放置过夜，过滤，滤液加开水至1000毫升即可。

外洗或湿敷各种疮疡，可代雷佛诺尔使用，疗效显著。

附注：曾用以治疗一名下肢静脉炎溃

— 39 —

1949

新 中 国
地 方 中 草 药
文 献 研 究
(1949—1979年)

1979

疡患者，湿敷二周全愈。

* 此沉淀中主要为小檗碱鞣酸盐，曾用于小儿腹泻，有显著疗效。今后只用白头翁及地榆二味药作外伤洗药即可。

腮 腺 炎

1. 蛇蜕1钱　鸡蛋1个　豆油、黄蜡适量

用法：将蛇蜕剪碎，与鸡蛋混匀。另将豆油烧开，放入黄蜡适量，后把蛇蜕、鸡蛋放入煎熟，一次服用。

附注：民间方，反映效果较好。

2. 香墨　鸡蛋清

用法：用鸡蛋清研香墨成黑色浓汁。涂抹患处，一日两次。

附注：试用2例，另一例加绿豆粉，均在2～3日内消肿。

牙　　痛

细辛　生草乌　各等量　95％酒精适量

用法： 将细辛、生草乌研成粉，用酒精浸泡三昼夜后过滤，滤液加酒精配成20％溶液。用棉花蘸药涂患处，可立即止痛。

附注： 现已广泛应用。此药只能外用，禁止内服。

对虫牙（龋齿深洞者）效果不好。

中　耳　炎

1. 中耳炎滴剂

处方： 柿蒂5个　明矾10克　冰片1克

甘油酒精（1∶1）适量

用法： 柿蒂焙干，研成粗粉，加甘油酒精适量，微热浸渍，过滤，滤液置研钵

1949

新 中 国
地 方 中 草 药
文 献 研 究
(1949—1979年)

1979

中，加入明矾研磨溶解。另取冰片，加少
量酒精溶解后、并入混合液中，加甘油酒
精100毫升，混匀，纱布过滤即可。

滴入耳内，一日2～3次。

效能：主治慢性中耳炎。

附注：已用于五名患者，均治愈，效
果显著。

2．猪胆1个（焙干研末）　枯矾3钱
桑枝炭3钱

用法：共研细粉。先将耳内脓水用棉
花擦净后，再将药粉吹入耳内。

附注：试用二例，用药一周后即愈。

3．矾连散

处方：黄连素（游离小蘗碱）1钱
枯矾1两5钱

用法：共研极细面，混匀，过筛。密
贮瓶中备用。用时先将耳内脓水洗净擦干，
再将药粉吹入耳内。

效能：主治耳中流脓，经年不愈，中耳炎及耳底、耳疮等症。

附注：用于 4 例中耳炎患者，有显效，一般用药不超过 4 次即愈。

黄连素由黄柏中提得，详见制剂部分。

夜 盲 症

苍术 3 钱　猪肝 5 钱

用法：水煎服，吃猪肝。

附注：用过一例，服三剂后，效果显著，能夜行。

麦 粒 肿

猪鬃（硬粗毛）1 根

用法：消毒备用。

当针眼（麦粒肿）初起，患者感到眼内有异物鼓起、磨眼时，即用猪毛插入泪囊中，使劲捻转，以发痒流泪为度。一天

1949

新 中 国
地 方 中 草 药
文 献 研 究
(1949—1979年)

1979

2～3次一至二日即愈。

附注：此法系本院一同志提供，为祖传方法，效果确切，其本人用5～6次，每次皆有效，其他人应用亦效。

崩　　漏

1. 老牛肝（生在柳树上的一种多孔菌植物）

用法：切碎炒炭存性，研成细粉。每天二次，每次一钱，红糖作引，黄酒冲服，或白开水冲服。

效能：主治功能性子宫出血。

附注：民间方。据介绍，单用有效。若改用煎剂，每次用老牛肝炭3～5钱，另配伍茜草3钱，当归2钱，共煎服，疗效更好，已用于四名患者，一般2～3剂治愈。

2. 老牛锉（野大蓟）2两

用法：水煎服。一日三次，每次一剂。

附注：曾用一例子宫出血患者，注射维生素K及仙鹤草素无效，服此药一剂，效果显著，连服二剂痊愈。

3．蚕砂

用法：炒炭、研细。每服二钱，黄酒送下。

4．家核桃2个　炒灵脂2钱

用法：将核桃仁挖去，装入灵脂，直火烧至焦黑色，研成细末。每次服一个，引青皮（3钱）煎汤送下。

5．地榆炭5两　茜草炭5两　龙牙草5两　百草霜适量

用法：将前三味药共研细粉，水泛为丸，绿豆大，用百草霜包衣。每服3钱。

附注：已用数例，有一定效果，对其它血症亦效。

1949

新 中 国
地方中草药
文 献 研 究
(1949—1979年)

1979

乳 腺 炎

1．鲜公英　捣烂外敷。

牛蒡子3钱　干公英1两

用法：煎汤内服。

附注：用一例，连服二剂即愈。

2．仙人掌

用法：用刀将刺刮去，捣烂外敷。

子 宫 脱 垂

枳壳5钱　升麻1钱

用法：水煎服。

附注：曾用一例29岁妇女子宫脱垂（三度）鸡卵大，行走困难，连服三剂后即缩回。

痛 经

生蒲黄1两　元胡1两　益母草1两

用法：共研细粉。月经前 3～4 天开始服至月经来潮。一日三次，每次 2 钱。

附注：使用一例痛经（有瘀血者）有效。

阴 道 滴 虫

鲜鸡肝 1 个　雄黄粉适量

用法：将鸡肝切成舌状，蘸雄黄粉少许，塞入阴道中即可。一般 2～3 次即可痊愈。

附注：曾用于数例患者，反映效果很好。

小 儿 口 疮

1．霜后小茄子

用法：阴干后研成细粉，吹入口内。

附注：民间验方，治疗十余例，均在 1～2 天内痊愈。

1949

新 中 国
地 方 中 草 药
文 献 研 究
(1949—1979年)

1979

2. 地榆炭　青黛　焦山查（山里红亦可）各等份

　　用法： 共研细粉，撒布口腔，不拘量。

　　附注： 已用过二例，1～2 天内痊愈。

小 儿 臀 红

地榆　黄柏　苍术　滑石粉　各等量

　　用法： 共研细粉，撒布患处。

　　附注： 治小儿臀红，效果显著。

小儿消化不良

1. 鸡蛋 1 个

　　用法： 鸡蛋煮熟后，取出蛋黄，置铁勺中炒至外表呈焦黄色，压碎成小块，继续炒，最后得黑色蛋黄油。

　　一周岁左右小儿，一个蛋黄油分早晚两次服用，服时稍加糖矫味，连服五天。

　　效能： 治婴儿积食、消化不良，腹呕。

2. 红糖 1 钱

用法：放铁勺内炒焦后，加水煎煮，内服。

效能：治小儿吐奶。

附注：曾用于一例二个月小儿，吐奶，服 2 剂即愈。

小儿百日咳

猪胆汁0.15钱　百部 2 钱　紫苑 4 钱

用法：将紫苑水煎成膏，与猪胆汁混匀后，加入百部粉，拌匀，制成小颗粒，干燥，备用。一日三次，每服一钱。

效能：主治小儿百日咳，顽固性咳嗽。

预 防 麻 疹

鲜紫草根150克　甘草30克

1949

新　中　国
地方中草药
文　献　研　究
(1949—1979年)

1979

用法：水煎二次，至得800毫升，供3岁以下小儿服用，每日三次，每次5～6毫升。

附注：在麻疹流行期间，试用此方，效果较好。

慢性克山病

681注射液

处方：卤干粉 100 克　盐酸普鲁卡因5克（或苯甲醇20毫升　制成10%或15%注射液）

用法：制法参照制剂部分第122页。

肌肉注射，一日1～2次，一次2～4毫升。

效能：适用于慢性克山病、高血压、气管炎、慢性支气管炎、风湿性关节炎、大骨节、神经衰弱、各种水肿等。

蛇 咬 伤

斩龙草（羽叶千里光） 1 把

用法：将新鲜斩龙草叶及嫩茎捣烂外敷伤处，再把剩余的茎及根切碎，煎汤内服。每天内服药一次，换药一次。轻者一次即愈，严重者二～三次能痊愈。

附注：清源县民间广泛应用，有一定效果。

1949

新中国
地方中草药
文献研究
(1949—1979年)

1979

制 剂 部 分

注 射 用 水

蒸馏法制注射用水

1. 装置：

蒸馏烧瓶（1000毫升），冷凝器，用高水位水桶装冷却水，用小炉子加热蒸馏。（见附图）

2. 制法：

取井水装入烧瓶中（不超过容积的一半），加高锰酸钾少许（至紫色不褪为止，一般常水1000毫升加 N/10 高锰酸钾10毫升）进行蒸馏，开始得到的初馏液（约1/10）弃去，收取中间的8/10蒸馏水供用。

3. 说明：

（1）按此制法，尚可考虑应用小铝

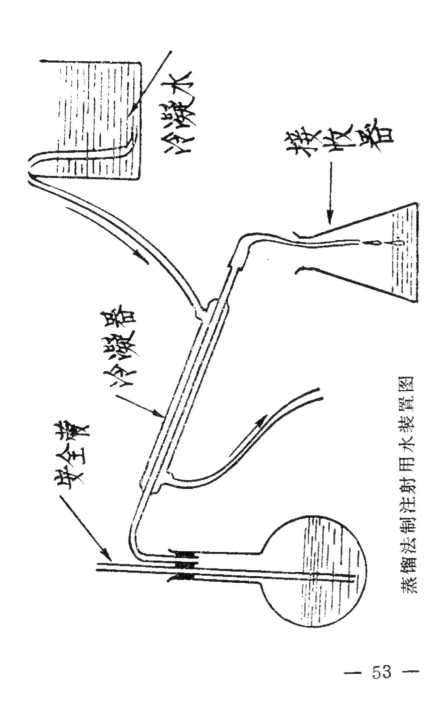

冷凝水

接收器

冷凝器

安全管

蒸馏法制注射用水装置图

1949

新　中　国
地 方 中 草 药
文　献　研　究
(1949—1979年)

1979

锅、土冷凝器来制备。在收集蒸馏水时，应注意不受污染。

（2）初馏液因随同可溶性气体一起出来，故应弃去不用。

（3）共溶解青、链霉素约150支，未发生异常现象。

用离子交换树脂精制水

1. 材料：

（1）离子交换树脂：系国产732苯乙烯型强酸性阳离子交换树脂1×7（交换当量4.5毫克当量/克）。国产717苯乙烯型强碱性阴离子交换树脂（交换当量3毫克当量/克）

（2）树脂配合比例：1:2，即阳树脂1公斤，阴树脂2公斤。

2. 装置：

用两个2.5立升的玻璃瓶（或用其他

瓶代替）塞两个胶塞，胶塞打两个孔，插入一长一短的玻璃管，管端扎上二层纱布，用胶皮管联接即可（见附图）。

3．树脂处理：

（1）新树脂分别用常水浸泡过夜，使充分膨胀，然后沥净常水。

（2）阴树脂：将沥净常水的阴树脂加 8％HCl（工业用）浸泡半小时，如此反复三次，以洗除杂质。再用常水将酸洗净（至 pH 为 5 左右），将水沥净。再加 8～10％ NaOH（工业用）转型，使成 -OH 型，所加碱液以没过树脂为度。如此反复至少浸泡 3 次，每次半小时。因为阴树脂较难处理，必要时可多浸几次。然后用常水洗去碱液，至 pH9～10 为止。

（3）阳树脂：处理方法同上，不过先用 8～10％NaOH 洗除杂质，再用 8％ HCl 转型。

1949

新 中 国
地方中草药
文 献 研 究
(1949—1979年)

1979

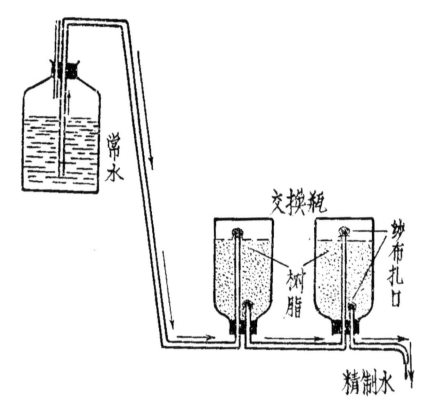

常水

交换瓶

纱布扎口

树脂

精制水

用离子交换树脂精制水装置图

4．树脂的混合与安装：

将分别处理好的树脂，稍含一点水，充分混合均匀，装入两个交换瓶中，装量应平均。再添加少量的水，使树脂能流动，插入带塞的玻璃导管，塞紧瓶塞，轻轻将

— 56 —

交换瓶倒置、固定，按装置图接好胶管。

5．制水：

（1）排除交换瓶中之空气：

其目的是为了使树脂填充得均匀，使水与树脂充分接触，充分交换。方法是将常水入口胶管先与出水管联接（即与制水相反的方向联接），使常水自第二交换瓶的短管进入，将空气慢慢自下往上驱出到第一交换瓶中。同样，将第一交换瓶中的空气驱出后，即可将常水接回第一交换瓶的长管上，进入常水，开始制水。

（2）水的质量控制：

如果树脂处理得好，装置合适，除以少量水（1000～2000毫升）冲洗管道外，即可制得合格的水。

水的质量可通过 pH 和氯离子的检查来控制。

pH 检查：

— 57 —

1949
新中国
地方中草药
文献研究
(1949—1979年)
1979

①取检品10毫升加甲红指示液 2 滴，不得显红色。

②取检品10毫升加溴麝香草酚蓝指示液 5 滴，不得显蓝色。

合格的 pH 大约在5.0～7.0，药房可用广范围 pH 试纸代用上两指示液。

氯离子检查：

取检品10毫升加硝酸 1 滴，硝酸银试液 4 滴，不得发生浑浊。

当用新树脂第一次试制时，应按药典注射用水质量规定，作全面的、化学的，特别是热原的检查。

当水中出现明显的氯离子时，即表示树脂已交换饱和或老化，这时，即应将树脂重新活化。

6. 树脂的活化（或再生）：

（1）树脂的分离：

将树脂全部倾出，沥净水份，加入

— 53 —

25％食盐水，即可使阴树脂分离上浮，可用"淘小米"法将两树脂完全分离，沥净盐水，分别用常水洗净盐水，至无咸味，然后分别进行活化。

（2）活化：

阴树脂用 8～10％ NaOH（工业用）

阳树脂用 8 ％ HCl（工业用）

处理方法同上"转型"，然后重新混合安装，完毕后又可开始第二次制水，如此反复，可不断制水。

7．树脂的补充及其它处理：

（1）树脂在反复使用过程中难免有损失，所以应及时补充。

（2）当树脂反复应用，特别是阴树脂表面色泽变深，这说明树脂表面吸附着一些难以除去的有机杂质，这就不能保证有机物、特别是热原的吸附除去，这时应用70～80％乙醇，并酌加氯化钠浸泡12～

— 59 —

1949

新 中 国
地方中草药
文 献 研 究
(1949—1979年)

1979

24小时，以洗除所吸附的有机杂质。

（3）当树脂被微生物污染（长霉）时，可用0.25%甲醛溶液浸泡4～5小时，然后用水洗净。

8. 水源及其处理

用离子交换树脂精制水，对水源应加选择，以免树脂受到污染。如水源采用地下水，特别是机井水，因有机杂质含量少，可直接利用，但因无机物含量较多，树脂容易老化，产水量相对地要少一些。

若采用地上水（如河水）则无机物含量相对地要少一些，但易受污染，含有机杂质、浮游物要多一些，为了使树脂不受污染，应事先进行处理。

实践证明，河水经砂、炭过滤完全可以达到目的。

（1）砂子的处理：取细砂用常水反复洗至上清液成无色澄明为止。

（2）木炭的处理：取木炭研细除去粗大的和细粉，用中等炭末，放脸盆中用1%HCl煮沸半小时，然后用常水洗至pH与常水相等为止，干燥，用前活化。

（3）砂炭过滤装置：先将粗砂装入底层，后加细砂为滤器的1/3左右，再以砂层、炭层依次填充，应注意每层要平整，以免砂炭混合不清，最上层再填加粗砂，即得。

9. 说明：

我们用上述方法精制水，并制备了大量的各种输液和注射剂供临床应用，未发现有任何异常情况。

用煮沸水作肌肉注射用水

1. 制法：

取泉水放铝锅内煮开，放冷，用药棉过滤，分装，灭菌即得。

2. 用途与用法：

— 61 —

1949

新 中 国
地 方 中 草 药
文 献 研 究
(1949—1979年)

1979

曾用以溶解青霉素，链霉素，苯巴比妥以及稀释盐酸普鲁卡因等注射液，作肌肉注射，每次用量未超过 4 毫升，经三个月的试用，未发现任何异常情况。

3．说明：

（1）泉水加热煮沸，能使可溶性气体除去，同时可使部分钙盐凝聚沉淀，但绝大部分的无机盐类均不能除去，故当配制或溶解与之有配伍禁忌的药品，如维生素丙，肾上腺素等易氧化药品，常水中所含的重金属离子，可促使加快氧化变质，故应慎用。

（2）泉水中所含无机盐，各地也有差别，我们仅用了清原县南山城公社黑石头大队的泉水。

注射用水的容器

在农村可利用废旧青、链霉素小瓶作

注射用水的容器，甚为经济方便。处理方法如下：

1. 去蜡：

（1）将小瓶放小锅内加水煮沸，使蜡熔化漂去（即乘热将水弃去），再加水和洗衣粉共煮，乘热刷净瓶外的蜡。

（2）将小瓶埋入80～90℃的细砂中使蜡熔化除去。

（3）用酒精灯将蜡烤掉。

2. 启去铝盖：启盖前必须将瓶外的蜡除尽，否则易污染瓶内，不易洗除。

3. 洗涤：将小瓶、胶盖加洗衣粉少许，加水共煮后乘热刷净小瓶内外，以不挂水珠为度，胶盖用力搓揉，必要时用刷子刷洗，然后用常水刷洗，再用注射用水冲洗三次，即可灌装。

4. 密封：短期用者可加胶盖后，纱布扎口，灭菌备用。若延长应用时间，灭

1949
新 中 国
地 方 中 草 药
文 献 研 究
(1949—1979年)
1979

菌后，去纱布用胶布封严。或用明胶液封口。其方法如下：明胶20克，甘油 5 克，酚 2 克，水加到 100 毫升。将灭菌后的小瓶乘热蘸上述热溶液使胶塞与瓶口封严，待稍干后再浸蘸一层甲醛溶液即可。

附： 青霉素无痛注射溶媒

1. 处方：

NaCl（注射用）　　　　9克

苯甲醇　　　　　　　20毫升

注射用水 加至　1,000毫升

2. 制法：取注射用水 900 毫升，加热至约80℃加入苯甲醇溶解，再加入NaCl，振摇溶解后用 G3 号垂熔玻璃漏斗过滤、分装，1 公斤/厘米^{2}灭菌30 分钟。

3. 用途与用法：溶解青霉素，可免除注射疼痛。

输 液

用食盐精制注射用氯化钠

1. 原料：

粗盐　　　　　　　　　1500克

交换水（或蒸溜水）　适　量

2. 制法：

（1）用适量交换水溶解1500克粗盐使成饱和溶液，用绢布棉花过滤至澄明。

（2）滤液浓缩至原体积 1/2，此时即有结晶析出，乘热用绢布过滤，用少量交换水冲洗结晶 2～3 次，洗液与母液合并。

（3）母液浓缩至原体积 1/2，乘热用绢布过滤，用少量交换水冲洗结晶 2～3 次，洗液与母液合并。

（4）母液再浓缩至原体积 1/2，乘热用绢布过滤，用少量交换水冲洗结晶

— 65 —

1949
新 中 国
地 方 中 草 药
文 献 研 究
(1949—1979年)
1979

2～3次。

（5）合并上得结晶在瓷盘上烘干后再用火炒30分钟。

（6）进行杂质检查。

3．用途：

注射剂原料

4．说明：

（1）本法根据温度增高 $NaCl$ 溶解度增高不大而食盐中其它无机盐如 $CaCl_2$，$MgCl_2$，KCl，NaI，KI，KBr，$NaBr$ 等因温度升高而溶解度增加较大，故在浓缩过程中（温度高）收集的 $NaCl$ 结晶较纯。

（2）三次结晶都合乎药典规定，并无热原反应。

（3）上述制法中也可先将食盐用火炒，以除去有机物，溶解后测 pH，必要时用 HCl 调节 pH 在 6～7，然后按上法一次制结晶，亦能符合药典规定。

用白糖制备转化糖输液

1. 处方：

干燥白糖（蔗糖）　　500克

1N. HCl　　　　　　10毫升

注射用水　加至　　　1000毫升

2. 制法：

取白糖（最好用砂糖）500克，加水500毫升使溶解，然后加入 1N. HCl 10毫升，补加水至1000毫升（pH在1.6左右），摇匀，并放水浴中煮沸30分钟，可使白糖全部转化。再用 1N. NaOH 中和，使 pH 至4～5，然后加0.1～0.5%活性炭煮沸脱色10分钟，俟凉过滤（如再通过阴阳离子交换树脂则更好）。用注射用水调节至所需浓度，用 G3 号垂熔玻璃滤器过滤，灌封，0.7公斤/厘米² 灭菌30分钟。

3. 用途与用法：

1949
新 中 国
地 方 中 草 药
文 献 研 究
(1949—1979年)
1979

代替葡萄糖输液用。

4．说明：

（1）用上述制法，经含量测定证明蔗糖能完全转化。经临床应用，未发生任何不良现象，完全可代替葡萄糖作输液。其特点是原料易得，加工简便，对战备和解决农村缺医少药上具有一定意义。

（2）在制法上也有采用加 1N. HCl 1 毫升，于 1 公斤/厘米^2 压力，水解半小时来完成。

用淀粉制备葡萄糖输液

1．处方：

玉米淀粉（干燥品）　　100.0克

硫酸（98％以上）　　　4.0毫升

注射用水　加至　　　500.0毫升

2．制法：

（1）取淀粉100克加水100毫升调成

乳状，加入硫酸4.0毫升，边加边摇匀，然后加沸水至500毫升，并在水浴上加热使成糊状，再在高压锅内，用1.5~1.6公斤/厘米²压力处理30分钟。用无水醇检查糖化液至无混浊即表示淀粉已全部糖化（经检查证明，不仅淀粉可完全糖化，且全部水解成葡萄糖），然后过滤，除去杂质，滤液（即糖化液）加 $CaCO_3$ 约4克，中和至 pH5.0左右，滤过除去 $CaSO_4$，加0.5%活性炭脱色，过滤，使全量达500毫升，经含量测定后，将此浓糖液通过强酸、强碱型阴阳离子交换树脂，用注射用水洗脱，稀释至所需浓度，再通过 G3号垂熔玻璃滤器精滤，灌封，于0.7公斤/厘米²灭菌30分钟。

（2）取干淀粉200克加温水200毫升，加浓硫酸5毫升，加水至500毫升，加热煮沸，在100℃进行水解（至碘试验

1949

新中国
地方中草药
文献研究
(1949—1979年)

1979

不呈现蓝色或用无水醇试验至无糊精），再加热若干分钟。糖化液加 $CaCO_3$ 中和，至 pH5.0，加活性炭 1 克，煮沸10分钟，过滤，再加活性炭 0.8 克脱色一次，滤液放冷，通过离子交换树脂，并加水至1000毫升，经测定含量后稀释至所需浓度，用 G 3号垂熔玻璃漏斗过滤，分装，0.7公斤厘米² 灭菌30分钟。

3. 含糖量测定

（1）试液配制

硫酸铜溶液：称取分析用$CuSO_4 \cdot 5H_2O$ 7.2克，加水溶解，稀释成100毫升。

氢氧化钠溶液：称取分析用NaOH15.5克，加甘油 3 毫升，再用水稀释成 100 毫升。

标准葡萄糖溶液：称无水葡萄糖（注射用）1 克加水溶解稀释至100毫升。

糖化溶液：取20%糖化液5.00毫升，

— 70 —

水稀释至100毫升。

（2）测定原理：

$$CuSO_4 + 2NaOH \longrightarrow Cu(OH)_2\downarrow + Na_2SO_4$$

$$\begin{array}{l} CH_2OH \\ | \\ CHOH \\ | \\ CH_2OH \end{array} + Cu(OH)_2 \longrightarrow \begin{array}{l} CH_2O \\ | \diagdown \\ CHO Cu \\ | \diagup \\ CH_2OH \end{array} + 2H_2O$$

$$C_6H_{12}O_6 + 2 \begin{array}{l} CH_2O \\ | \diagdown \\ CHO Cu \\ | \diagup \\ CH_2OH \end{array} + 2H_2O \longrightarrow$$

$$2 \begin{array}{l} CH_2OH \\ | \\ CH\,OH \\ | \\ CH_2OH \end{array} + C_6H_{12}O_7 + CuO\downarrow$$

（3）测定方法：

精密量取硫酸铜溶液10毫升，再加入氢氧化钠甘油液10毫升，混合均匀，并使沉淀溶解，由滴定管加入标准糖液约9毫升，搅拌，并加热煮沸后再继续用糖液滴至蓝色消失，记下糖液消耗量。

— 71 —

1949

新　中　国
地方中草药
文　献　研　究
(1949—1979年)

1979

另取同量试药溶液，自滴定管加入被测糖化液（亦配成接近1％）约9毫升，搅拌，并于酒精灯上加热煮沸后，再继续滴至蓝色消失，记下消耗量。

（4）计算：

用两糖液消耗比，即可算出含量，例如：

标准葡萄糖液消耗　　10.80毫升，

被测糖液消耗　　　　12.20毫升，

则 $\dfrac{10.80}{12.20} = 0.88$　　　$0.88 \times 20 = 17.6$

即糖化液含葡萄糖量为17.6％

4．用途与用法

同葡萄糖注射液。

5．说明：

（1）本品对立足于战备，自力更生，解决农村缺少葡萄糖输液状况具有重要意义。经试验按制法①淀粉完全可以糖化。并可制得无色澄明液，但未投入临床试用，有待继续进行。

（2）按制法②在沸水浴100℃水解需4～8小时，时间较长，易产生其他不适情况。但增加酸量，可缩短水解时间。

（3）在农村如采用粉面作原料，则需将粉面预先处理，其处理方法如下：

先将粉面通过细筛，用水漂洗，除去杂质，收集上层淀粉悬浮液，放置使其自然下降，倾去上部澄明液，再用温水漂洗二次，沥干，用0.1N.HCl浸泡4～8小时，沥干，用水洗去酸，再用0.1N.NaOH浸泡4至8小时，放置后，倾去上层黄色粘物。取下层白色淀粉，用水洗至中性，低温干燥，密闭保存备用。

（4）糖化点检查法：取无水醇2～4毫升，加入2滴过滤糖化液，应不现浑浊，即表示已无糊精，全部糖化。

1949

新　中　国
地 方 中 草 药
文　献　研　究
(1949—1979年)

1979

中 草 药 制 剂

胃　康　丸

（一）处方：

乌贼骨	600克
枯　矾	50克
盐酸普鲁卡因	10克
丹　参	500克
甘　油（或蜂蜜）	适量
制成丸剂	100丸

（二）制法：

① 取丹参切细，加水煎煮三次，取煎出液浓缩成膏状。

② 将乌贼骨、枯矾、盐酸普鲁卡因研成细粉，加入丹参浸膏研合均匀。再加入适量甘油（或蜂蜜），制成丸剂100粒。

（三）用途与用法：

主治慢性胃炎、胃溃疡。

一日三次，每次一丸，饭前服。

黑豆馏油软膏

（一）处方：

黑豆馏油	20克
凡士林	加至100克

（二）制法：取黑豆馏油20克，置乳钵中，另取凡士林80克，分次加入乳钵中与黑豆馏油均匀混合即得。

（三）用途与用法：

本品对湿疹、神经性皮炎、干癣等皮肤病有收敛、消炎作用。用时涂布于患处。

（四）说明：

1. 黑豆馏油系由黑大豆干馏而制得。如无黑大豆，可用黄豆，两者疗效一致。

1949

新 中 国
地 方 中 草 药
文 献 研 究
(1949—1979年)

1979

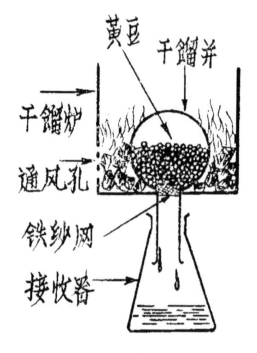

干馏法制黄豆馏油装置图

黄豆馏油干馏法如图示：干馏器可用
烧瓶或小瓷坛等代替。干馏时将黄豆装入
瓶中，用铁纱网堵住，倒置于干馏炉上。
然后加入炭火。待加热至 200℃ 左右，即
有馏油流出。收集全部馏液。此馏液静置
后，能分成两层，上层是油，下层是水和

水溶性物质的混合物。如有条件，可用分液漏斗除去水层，取上层浓稠具有光泽的黑色液体，供临床使用。

2．本软膏的基质，亦可用氧化锌软膏代替，对渗出性湿疹疗效则更好。

黄水疮软膏

（一）处方：

黄柏、白藓皮、核桃楸树皮

各等量制成 200％浸膏   50克

枯　矾   10克

胆　矾（$CuSO_4 \cdot 7H_2O$）   2克

羊毛脂   适量

凡士林   加至 100克

（二）制法：

① 将黄柏、白藓皮、核桃楸树皮切成小块，加水煎煮三次，取煎出液浓缩成200％的浸膏，取50克。

1949

新　中　国
地方中草药
文　献　研　究
(1949—1979年)

1979

② 将胆矾、枯矾分别研细，与上浸膏研匀，加羊毛脂适量（以吸收全部浸膏为度），研和，再加凡士林至100克,研匀。

（三）用途与用法：

主治黄水疮，用时先以稀高锰酸钾水洗净疮口，擦干，再涂布软膏。

黄连素软膏

（一）处方：

黄连素	1 克
凡士林	加至 100克

（二）制法：

取黄连素置乳钵中，加入小量凡士林共同研磨，再分次加入凡士林至 100 克，研匀即得。

（三）用途与用法：

主治黄水疮等皮肤炎症，具有杀菌、消炎作用。洗净伤口后涂布患处。

（四）说明：

黄连素可用自黄柏中提取的粗制小蘗碱。经试用，疗效仍很好。

元　胡　酊

（一）处方：

元　胡　　　　　　　500克

醇　　　　　　　　（50％）

醋　酸　　　　　　　适量

制成酊剂　　　　1000毫升

（二）制法：

取元胡粉成粗粉，置有盖容器中，加酸性醇（50％的乙醇中加入醋酸至 pH＝4）600 毫升，均匀湿润后密盖，放置 2 小时，在充填药物以前，须先取脱脂棉一团或几层纱布，用溶媒湿润后，轻轻垫在渗滤筒的底部，分数次将已湿润的粉末投入筒内。每加一次均用木槌或瓶盖均匀压

1949

新 中 国
地方中草药
文 献 研 究
(1949—1979年)

1979

平，再于生药层上
敷以二层滤纸或几
层纱布，并于滤纸
上放一层已洗净
之细砂。打开胶管
上的夹子后向筒
中加入酸性醇，
使酸性醇缓缓流过
生药层。俟溶媒自
出口流出，夹紧橡
胶管，将流出的部
分倒入筒内，放置
一昼夜。调节流速
每分钟2毫升，在
渗漉过程中须随时
自上面补充溶媒，
使药材中的有效成
分充分浸出（见附图）。俟浸出液的流出

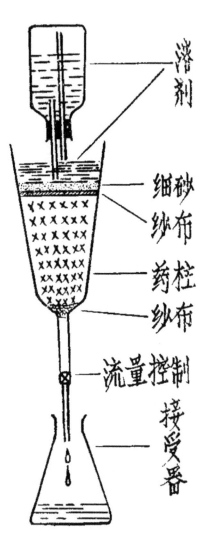

溶剂

细砂
纱布

药柱
纱布

流量控制

接受器

渗漉法制元胡酊
装置图

量达750毫升，即停止渗漉，漉渣中余存的溶媒用力压出，合并，过滤，并添加溶媒，使成1000毫升即得。

（三）用途与用法：

镇痛、镇静，用于各种平滑肌痉挛疼痛。

口服，一日三次，每次10毫升（一铝勺）。

（四）说明：

本品所用原料购自清原县药材公司。经临床应用十余例患者，均有良好镇痛效果，无任何副作用。

复方元胡酊

（一）处方：

元　胡	150克
茵　陈	100克
醇（40%）	适量

1949

新 中 国
地 方 中 草 药
文 献 研 究
(1949—1979年)

1979

制成酊剂　　　　　　　300毫升

（二）制法：

按渗漉法制备，具体操作同上。

（三）用途与用法：

具有良好的镇痛解痉作用，用于数例胆囊炎、黄疸型肝炎患者，均有止疼、消炎、利胆之效。

口服，一日三次，一次服10毫升。

（四）说明：

1. 本品所用之原料均系购自清原县药材公司。经临床应用数例均有较好的疗效，发挥作用快，无任何副作用。

铃 兰 酊

（一）处方：

铃　兰（全草）　　　　250克

醇（40%）　　2500～3000毫升

制成酊剂　　　　　　2500毫升

— 82 —

（二）制法：

按渗漉法制备酊剂，具体操作同上。

（三）用途与用法：

主治急性心力衰竭及心动过速（阵发性）。

口服，一日二次，每次服 1～2 毫升。

（四）说明：

1. 所用原料系为清原县当地大量野生的百合科植物铃兰 Convallaria Keiskei Miq. 干燥带根的全草。本品经临床用于数十例心衰患者，有良好的效果，并有利尿、消肿功效。

2. 本品已在清原县几个地区医院，黑石头、崔庄子等大队诊所应用于临床，效果较好。

缬 草 酊

（一）处方：

1949

新 中 国
地 方 中 草 药
文 献 研 究
(1949—1979年)

1979

缬草根	15克
醇 （40%）	适量
制成酊剂	100毫升

（二） 制法：

先将缬草根粉碎成粗粉，置有盖容器中，加入40%的醇100毫升，密盖，常常振摇，浸渍三天，倾取上清液，用布滤过，残渣用力压榨，使残渣液完全压出与滤液合并，放24小时，滤过，再自滤器上添加溶媒使达100毫升即得。

（三） 用途与用法：

治疗各种类型的神经官能症。对妇女癔病疗效更显著。

口服，一日三次，每次10毫升。

复方缬草酊 （1 号）

（一） 处方：

| 缬草根 | 20克 |

五味子	5克
40％醇	适量
制成酊剂	100毫升

（二）制法：

按浸渍法制备酊剂，具体操作同上。

（三）用途与用法：

本品为镇静药及抗搐搦药。适用于歇斯底里、癫痫、神经衰弱及舞蹈病等。

口服，一日三次，一次10毫升。

（四）说明：

1. 本品所用原料均系清原县地产药材。

2. 在缬草酊中加入五味子，可增强本品的镇静作用。现已广泛应用，效果较好。

复方缬草酊（2号）

（一）处方：

1949

新 中 国
地 方 中 草 药
文 献 研 究
(1949—1979年)

1979

藾草根	50克
五味子	50克
合　欢（南蛇藤果）	15克
花生叶	50克
桑　叶	15克

（二）制法：

按浸渍法制酊剂，具体操作同上。

（三）用途与用法：

镇静，适用于神经衰弱及癔病。

口服，一日二次，每次10毫升。

（四）说明：

本品用于十数例患者，效果良好。

复方益母膏（1号）

（一）处方：

益母草	400克
泽　兰	100克
寄生（冬青）	100克

制成稠浸膏　　　　　300克

（二）制法：

将上述药材先行粉碎，加 五 倍 量 的水，煮沸浸渍一小时，滤过，滤渣再加水浸没，煮沸30分钟，滤过。收集二次滤液合并。加热浓缩至成膏状，调整重量即得。

（三）用途与用法：

治月经不调，产后流血。效果较好。口服，一日三次，每次一汤匙。

复方益母膏（2号）

（一）处方：

益母草　　　　　　　20斤

寄生（冬青）　　　　2斤

风仙花全草　　　　　2株

五味子　　　　　　　5两

泽　兰　　　　　　　2斤

制成稠浸膏　　　　　10斤

— 87 —

1949

新 中 国
地方中草药
文 献 研 究
(1949—1979年)

1979

（二）制法：

按煎煮法制成稠浸膏，具体操作同上。

（三）用途与用法：

治月经不调，产后流血。效果较好。

口服，一日三次，一次一汤匙。

白屈菜浸膏

（一）处方：

白屈菜（全草）	800克
制成浸膏	200克

（二）制法：

先将白屈菜全草切成小段，加十倍量水，浸煎煮沸一小时，过滤。滤渣再加水浸没后，煮沸一小时。收集两次滤液，加热浓缩成稠浸膏，加淀粉或白糖少量，调整重量到 200 克即得。

（三）用途与用法：

镇痛、镇痉剂。主用于缓解胃肠平滑

肌痉挛引起的疼痛。

口服，供制备胃溃疡散的原料。

黄 柏 浸 膏

（一）处方：

黄　柏	200克
制成浸膏	100克

（二）制法：

先将黄柏切成细粉，加五倍量水，浸渍煮沸一小时，过滤。滤渣再加水浸没后，煮沸30分钟。收集三次滤液合并，加热浓缩成膏，调整浓度到100克即得。

（三）用途与用法：

具消炎、杀菌作用。

可供内服及外用的原料药。

止血流浸膏

（一）处方：

1949

新 中 国
地 方 中 草 药
文 献 研 究
(1949—1979年)

1979

大　蓟　　　　　　　　2500克

地　榆　　　　　　　　2500克

仙鹤草（龙牙草）　　　250克

制成流浸膏　　　　　　800毫升

（二）制法：

将上述药材先行切碎，置于珐琅筒中，加水浸没，加热煮沸一小时，过滤，滤渣再行加水煮之，如此反复收集三次滤液，进行加热浓缩，至糖浆状。加入尼泊净（防腐剂）2克，并补充适量水至800毫升即得。

（三）用途与用法：

用于吐血、咯血、衄血，子宫出血及其他外伤出血。

口服，一日一次，每次16毫升。

（四）说明：

曾用于两名患者疗效显著。对妇女经期流血者效果更佳。

— 90 —

黄柏流浸膏

（一）处方：

黄　柏　　　　　100克

制成流浸膏　　　100克

（二）制法：

先将黄柏粉碎，加五倍量水，浸渍煮沸1小时，过滤。滤渣再加水煮沸30分钟。收集两次滤液合并，加热浓缩成糖浆状，调整浓度至100毫升（1∶1）即得。

（三）用途与用法：

具消炎、杀菌作用。

可供内服及外用的原料药。

鼻 炎 滴 剂

（一）处方：

柿　蒂　　　　　　　5个

明　矾　　　　　　　10克

1949

新 中 国
地方中草药
文 献 研 究
(1949—1979年)

1979

冰　片	1克
麻黄素	15毫克

甘油酒精（1∶1）加至100毫升

（二）制法：参照中耳炎滴剂

（三）用途与用法：

主治鼻炎、鼻窦炎。滴鼻，每次2滴，一日两次。

五海咳喘片

（一）处方：

麻　黄	1.5钱
杏　仁	1.0钱
生石羔	3.0钱
乌贼骨	0.4钱
甘　草	0.8钱
五味子	0.8钱
海浮石	1.5钱

（二）制法：

— 92 —

1．取上药加十二倍量水，分两次煎煮，每次煮 1 小时，合并煎液，浓缩至浓浸膏状，加入乌贼骨粉后制粒。

2．五味子先提取挥发油，将其加入干燥好的颗粒中。

3．压片

（三）用途与用法：

适用于热喘，痰浊型咳喘。

上述处方为一次量。每日三次。

双红抗喘片

（一）处方：

红　砒	0.004克
枯　矾	0.013克
豆　豉	0.05克
桔　红	0.4钱
瓜蒌仁	0.4钱
生　地	0.4钱

1949

新　中　国
地 方 中 草 药
文 献 研 究
(1949—1979年)

1979

碘化钾　　　　　　0.1克

（二）制法：

同上。只是红砒、枯矾、碘化钾经粉碎后加入上述提得的浓缩液中即可。

（三）用途与用法：

适用于寒喘，痰浊兼肺、肾两虚型咳喘。

上述处方为一次量。一日三次。

抗六〇一片

（一）处方：

双　花	8斤
黄　柏	4斤
连　翘	4斤
大　黄	2斤
板兰根	4斤
黄　芩	4斤

（二）制法：

将上药适当粉碎后混合，水煎1小时，过滤，取滤渣再加适量水（没过生药）煎半小时，过滤。合并煎液浓缩至流浸膏状，加入95％乙醇，放置沉淀。取上清液，回收乙醇。转至蒸发皿中蒸发至干浸膏状，粉碎，过16目筛，打片。片重0.3克。

（三）用途与用法：

治疗上呼吸道感染，伤风感冒。每次6片，每天三次。

柴胡注射液

（一）处方：

柴　胡	100克
注射用氯化钠	0.8克
制成注射液	100毫升

（二）制法：

取柴胡根研成粗粉，加200毫升水搅

1949
新　中　国
地 方 中 草 药
文 献 研 究
(1949—1979年)
1979

拌湿润2小时，用水蒸汽蒸馏（装置见附图），收集馏液400毫升，所得馏液再次蒸馏，收集二次馏液100毫升，加入注射用氯化钠，搅拌使溶，经 G-3 号垂熔玻璃漏斗过滤，分装，100℃/30分钟灭菌，即成。

（三）用途与用法：

主治感冒、流感等症。

肌肉注射，每次2毫升。

（四）说明：

1. 所用柴胡为清原县产伞形科植物柴胡Bupleurum scorzonaerofolium willd.，大叶柴胡Bupleurum longiradiatum Turcz. 的根，同属他种植物也可供用。

2. 临床应用十数例，有一定解热作用，但不持久，且无镇痛作用。

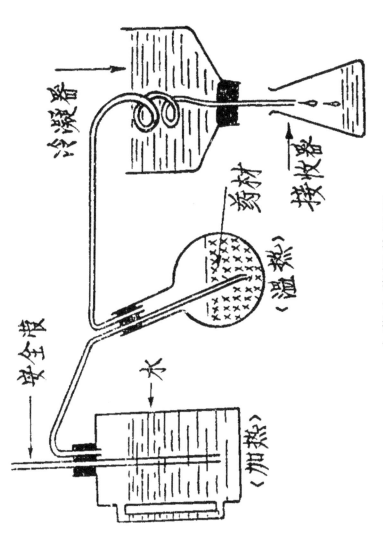

水蒸汽蒸馏装置图

冷凝器

接收器

药材

（温热）

安全管

水

（加热）

1949

新 中 国
地 方 中 草 药
文 献 研 究
(1949—1979年)

1979

复方柴胡注射液

（一）处方：

柴　胡	100克
细　辛	10克
注射用氯化钠	0.8克
制成注射液	100毫升

（二）制法：

同柴胡注射液

（三）用途与用法：

解热镇痛药，主治感冒、流感等症。

肌肉注射，每次2毫升。

（四）说明：

1. 所用细辛为清原县地产马兜铃科植物辽细辛 Asarum heterotropoides F. Schm. var. mandshurioum(Maxim.)Kitag. 阴干带根全草

2. 经临床试用三十余例，效果较

好。如有两例小儿，感冒高烧数日，用一般解热药体温均不下降，但用此药2～3次，即治愈出院。

3．本品注射时局部疼痛，患者反映有痛感，宜加入苯甲醇止痛，或于注射时加入普鲁卡因也可。

4．在制备时，如加入1％量的吐温-80可增加制剂的稳定性。

独活注射液

（一）处方：

独活根（干粉）　　　100克

制成注射液　　　　　100毫升

（二）制法：

水蒸汽蒸馏法（参照柴胡注射液）

（三）用途及用法：

主治感冒头痛、周身痛。

（四）说明：

1949
新 中 国
地方中草药
文 献 研 究
(1949—1979年)
1979

1. 所用独活为清源县地产伞形科植物独活（或称走马芹）Angelica dahurica Benth. et Hook 的干燥根。

2. 经用数例，对感冒引起的全身疼痛效果较好。

复方独活注射液

（一）处方：

柴　胡	150克
细　辛	50克
独　活	100克
注射用氯化钠	0.8克
制成注射液	300毫升

（二）制法：

将柴胡、细辛、独活共研粗粉，加300毫升水湿润1小时后，进行水蒸汽蒸馏，收集馏液1200毫升，所得馏液再次蒸馏，收集二次馏液300毫升，加入注射用氯化钠，搅拌使溶解，经G-3号垂熔玻璃漏斗过滤，分装，100℃/30分钟灭菌，即得。

（三）用途与用法：

解热镇痛药，主治感冒、流感等上呼吸道感染。

肌肉注射，每次2毫升。

（四）说明：

1. 经百余例患者临床应用，疗效确切，发挥作用快。退热及镇痛作用均较复方柴胡注射液为强。

2. 注射时局部有痛感，但加入苯甲醇时可以克服。

防风注射液

（一）处方：

防　风	5克
制成注射液	100毫升

1949

新 中 国
地 方 中 草 药
文 献 研 究
(1949—1979年)

1979

（二）制法：

取防风5克粉碎，加水200毫升浸泡1小时后，进行水蒸汽蒸馏，收集馏液200毫升，所得馏液再次蒸馏，收集二次馏液100毫升，加入3～5滴吐温-80，搅匀，过滤，分装，100℃/30分钟灭菌。

（三）用途与用法：

用经络穴位注射给药。对一般常见病，特别对感冒头痛、腰腿痛等症效果明显，针感较强，无任何副作用。

每取数穴，每穴注射0.2～0.5毫升。

（四）说明：

本品临床应用例数较少，所用防风系清源地产伞形科植物 防 风 Ledebouriella seseloides wolff. 的干燥根。

复方防风注射液

（一）处方：

防　风	50克
独　活	50克
柴　胡	50克
细　辛	15克
制成注射液	165毫升

（二）制法：

将上述诸药粉碎，适当浸泡后水蒸汽蒸馏，收集馏出液400毫升，所得馏液再蒸馏，收集二次馏液165毫升，加入3～5滴吐温-80，振摇均匀后，过滤，分装，100℃/30分钟灭菌。

（三）用途与用法：

主治风寒感冒，头疼、周身疼痛等症。

肌肉注射，每次2毫升。

（四）说明：

临床应用十余例，对缓解周身疼痛效果较好，但退热效果欠佳。

1949

新 中 国
地 方 中 草 药
文 献 研 究
(1949—1979年)

1979

川芎注射液

（一）处方：

川 芎	5克
制成注射液	100毫升

（二）制法：

取川芎5克研成细粉后，加200毫升水浸泡约1小时，继用水蒸汽蒸馏，收集馏液200毫升，所得馏液再次蒸馏，收集二次馏液100毫升，加入吐温-80三至五滴，搅匀后过滤，分装，100℃/30分钟灭菌。

（三）用途与用法：

对风湿病腰腿痛、头痛等效果较好。

经络穴位注射，每选数穴，每穴给药0.2～0.5毫升。

（四）说明：

1．川芎原料购自清源县药材公司

2．本品临床应用例数较多，效果较好，如有一神经性头痛病人，用针灸及中药治疗均未见效；改用此制剂穴位注射，针风池、心俞、太阳、厥阴俞等穴，两次即愈。

当归注射液

（一）处方：

当　归　　　　　　　　　10克
制成注射液　　　　　　　200毫升

（二）制法：

1．浸煎法：

将当归研成粗粉，加水浸没材料，浸渍12小时，再联以回流冷凝装置，加热煮沸30～40分钟。煎液经滤纸或滤棉过滤，收集备用。残渣加水用上法再煎煮一次，合并两次煎液，反复过滤，至澄明后收集

1949

新　中　国
地方中草药
文　献　研　究
(1949—1979年)

1979

滤液，并自滤器上补加水量调整体积至200毫升，加入1％量的吐温-80及苯甲醇，搅拌均匀，经G3号垂熔玻璃漏斗过滤，分装，100°C/30分钟灭菌。

2．水蒸汽蒸馏法：

将当归粗末用400毫升水浸泡1小时后，进行水蒸汽蒸馏，收集馏液400毫升。所得馏液再次蒸馏，收集二次馏液200毫升，加3～5滴吐温-80，混匀后过滤，分装，100°C流通蒸汽灭菌40～60分钟即得。

（三）用途与用法：

用于经络穴位注射，对腰腿痛、小儿麻痹后遗症、支气管哮喘及妇科病等有明显治疗效果。

每选2～3穴，每穴注射0.3～0.5毫升，隔日一次。

（四）说明：

— 106 —

1. 当归由清原县药材公司购得。上两方法制得的成品均已用于临床，效果较好，穴位注射后针感很强，可持续一天以上。

2. 浸煎法所得成品有时澄明度不好，原因待查，但经Ｇ３号垂熔玻璃漏斗反复过滤两次，即可改善。

3. 上两方法生产工艺、成品质量及临床作用等问题均待进一步研究。

金黄注射液

（一）处方：

金银花	25克
黄　芩	25克
制成注射液	100毫升

（二）制法：

金银花加水250毫升浸泡1小时后，煎煮1小时，过滤，收集滤液，残渣再加

1949

新 中 国
地方中草药
文 献 研 究
(1949—1979年)

1979

水煎煮两次，合并三次煎液，过滤，滤液浓缩至糖浆状，加约三倍量95％酒精，搅匀放置，过滤，滤液回收酒精，并浓缩至小体积后，再用95％酒精同法处理，直至溶液中不再析出沉淀时为止，过滤，滤液回收酒精并浓缩至小体积（不多于20毫升）后备用。

另取黄芩，同上处理，得黄芩溶液适量。

合并上两溶液，加入 3～5 滴吐温 – 80，加水稀释至50毫升，搅匀过滤，分装，100℃/30分钟灭菌。

（三）用途与用法：

具有清热解毒、消炎作用，拟作抗菌素代用品。肌肉注射，每次 1～2 毫升。

（四）说明：

1. 所用药材均系购自清原县药材公司。

2. 临床用于个别病例。

3. 本品生产工艺有待改进，双花、黄芩不必分煎，可以共合一起处理。

升黄注射液

（一）处方：

酒大黄	25克
升　麻	25克
制成注射液	50毫升

（二）制法：

取酒大黄25克，研成粗粉，约加10倍量水，煎煮1小时，过滤，收集滤液备用，残渣再加水同法煎煮一次，两次滤液合并，加热浓缩至25毫升时，加入约两倍量95％酒精，搅匀静置，使沉淀充分生成，过滤，滤液于水浴上蒸发至酒精全部挥散（可回收），再加入95％酒精，同上处理。如此重复操作三次后，蒸去酒精，

1949

新　中　国
地 方 中 草 药
文 献 研 究
(1949—1979年)

1979

静置过夜，过滤，收集滤液备用。

另取升麻25克，同上处理，得升麻溶液适量。

混合由上所得大黄，升麻溶液，并补加适量注射用水至总体积为50毫升，搅匀，过滤，分装，100℃/30分钟灭菌。

（三）用途与用法：

主用于各种化脓性疾患。

肌肉注射，每次2毫升。

（四）说明：

1. 大黄购自清原县药材公司，升麻为当地产毛茛科植物东北升麻 Cimicifuga dahurica Maxim 的干燥根茎。二者不能共同用水煎煮，以免生成沉淀。

2. 本品临床应用例数很少，但似很有苗头，如黑石头大队某女社员患乳腺炎局部硬肿疼痛，全身高热寒战，仅用此药2毫升并辅以安痛定1支后，次日即告痊愈。

元胡注射液

（一）处方：

元胡（醋炙）　　　　　50克

制成注射液　　　　　50毫升

（二）制法：

1. 酸性水提取法

将元胡研成粗粉，加酸性水（用10％醋酸调节 pH＝4）浸泡 1 小时，再于沸水浴上浸煮40～60分钟，过滤，收集滤液。滤渣再用酸性水同法浸煮两次，合并三次浸液，反复滤至澄明后，蒸发浓缩至30毫升，加入约三倍量95％酒精（此 时 自 溶液中析出大量沉淀），静置过滤，滤液于水浴上蒸发回收酒精，并浓缩至25～30毫升后，再用95％酒精同法处理，直至溶液中不再析出沉淀为止。过滤，滤液蒸去酒

－ 111 －

1949
新　中　国
地 方 中 草 药
文 献 研 究
(1949—1979年)
1979

精，浓缩至20～25毫升后，滴加３滴吐温－80，并补加注射用水调整体 积 至 50 毫升，摇匀，过滤，分装，100℃/30分钟灭菌。

2．酸性酒精提取法

将元胡研成粗粉，用酸性酒精（50％酒精加醋酸调节 pH 至4）按渗漉法制成酊剂50毫升。所得酊剂于水浴上加热，挥散酒精及醋酸，并浓缩至 1/4 体积时，再加入1％吐温－80及0.7％氯化钠（均以作成50毫升注射液计），并用注射用水调整体积至50毫升，经 G-3号垂熔玻璃漏斗过滤、分装，100℃/30分钟灭菌即得。

（三）用途与用法：

镇痛、镇痉剂，并有镇静、催眠作用。主用于胃及十二指肠痉挛，妇女痛经及胆道蛔虫引起的疼痛等症，对其他神经痛、癔病性抽搐，神经性失眠，神经性呕吐等也有良效。

肌肉注射，每次2毫升；也可按新针疗法，配1％盐酸普鲁卡因1毫升，作穴位注射。

（四）说明：

1. 本品所用原料购自清原县药材公司。经临床应用数十例均有良好镇痛效果，发挥作用较快，止痛作用可延续3～5小时，且无副作用。

2. 用本品2毫升加1％盐酸普鲁卡因作穴位注射给药，治胃痉挛（取足三里）神经性头痛（取太阳、合谷）及癔病性肌震颤（交替取双三阴交、双心俞及双足三里、双厥阴俞）均有良效。如有一下肢癔病性肌震颤患者，病已6年，每天发作，曾到处求医，用过电惊厥等疗法均告无效，经用本剂注射，一次即停止发作，6次后痊愈。

1949

新 中 国
地 方 中 草 药
文 献 研 究
(1949—1979年)

1979

地龙注射液

（一）处方：

广地龙（干燥品）　　　30克
制成注射液　　　　　　100毫升

（二）制法：

将地龙切成小块，以水冲洗去杂质，加水浸没，在水浴上浸煮5次，每次20～30分钟，收取滤液，并浓缩至糖浆状（约为生药量的1/2）。在搅拌下逐渐加入95％乙醇50～100毫升，滤过，残渣再用少量乙醇冲洗二次，滤液蒸发（回收乙醇）。如此再用乙醇反复处理，至无沉淀为止，蒸去乙醇，加入注射用水至100毫升，滴加吐温－80三滴，过滤，分装，100℃/30分钟灭菌供用。

（三）用途与用法：

治疗支气管哮喘，小儿暴发性哮喘。

肌肉注射，每日一次，每次2毫升。

（四）说明：

1. 广地龙购自清原县药材公司。本品经临床观察数十例，效果显著。

2. 地龙注射液加少许白糖，作喷雾剂给药，效果也很好。

3. 若过滤困难，可用醋酸调节pH至5，促使蛋白沉淀。

白头翁注射液

（一）处方：

白头翁　　　　　　　　50克

制成注射液　　　　　　50毫升

（二）制法：

取白头翁粗粉50克，加水500毫升煎煮40～60分钟，过滤，滤渣再加水同法煎煮一次，合并两次滤液，于水浴上浓缩至50毫升，加入约3倍量95%酒精（使溶液

1949

新 中 国
地 方 中 草 药
文 献 研 究
(1949—1979年)

1979

含酒精量在70％以上），搅匀后放置、过滤，滤液于水浴上挥散酒精（可回收），浓缩至50毫升以下时，加入３滴吐温－80，加水至５０毫升，搅匀后过滤、分装，100℃/30分钟灭菌。

（三）用途与用法

主用于咽喉肿痛、急性扁桃腺炎、痢疾等症。

肌肉注射，每日２次，每次２毫升。

（四）说明：

所用白头翁为清原县地产毛茛科植物 Pulsatilla Chinensis (Bge.) Regel 及同属它种植物的干燥根。本品临床应用数例，有一定抗菌作用，但用药后局部疼痛剧烈。

狗奶子根注射液

（一）处方：

狗奶子根（饮片）　　　50克

制成注射液　　　　100毫升

（二）制法：

取50克狗奶子根加500毫升酸性水（用醋酸调节pH至4）浸泡1小时，再于沸水浴上煎煮1小时，过滤，收集滤液备用。残渣用酸性水同法再煎两次，合并三次煎液，浓缩至25～30毫升，加入约三倍量95％酒精（使溶液中含酒精量约达70％），搅匀后静置，待沉淀充分生成后过滤，滤液蒸发回收酒精，并浓缩成25～30毫升，再加95％酒精，同法操作，重复处理2～3次，过滤，滤液蒸发回收酒精，浓缩至小体积，滴加3～5滴吐温－80，加水至100毫升，搅匀，过滤，分装，100℃/40～60分钟灭菌。

（三）用途与用法

本品有抗菌消炎作用，可代黄连素应用。

1949

新 中 国
地 方 中 草 药
文 献 研 究
(1949—1979年)

1979

肌肉注射，每日2次，每次2～3毫升。

（四）说明：

1．狗奶子根为清原县野生药材小蘗科小蘗属（Berberis spp.）植物的根。

2．本品临床应用有一定效果。如有4例气管炎患者用药后咳嗽及炎症均见减轻；有2例尿道炎患者用药后，炎症及疼痛也很快消失；另有一例脓疱疮病人注射本品4次，并辅以苯海拉明后即告痊愈。

白屈菜注射液

（一）处方：

白屈菜（风干全草）　　200克

制成注射液　　　　　　100毫升

（二）制法：

取粉碎材料，加用硫酸酸化的水（调节 pH 至4）浸没后，按常法煎煮提取两次，煎液过滤合并，浓缩成稠厚糖浆状，缓缓滴加氢氧化钠溶液至 pH 为 10 至 11 时，放置，此时可见溶液中析出棕黑色沉淀，味苦。滤集沉淀，加水搅起后，用 10％磷酸调节溶液 pH 为 3～4 时即见沉淀有部分溶解，过滤，滤液浓缩成稠厚液体，加入约三倍量 95％酒精放置，滤除析出的沉淀，滤液蒸发回收酒精，浓缩至小体积后，加水使浓度为 200％（折干材料计），再加入 1％的吐温 80 及 2％的苯甲醇，搅匀，过滤，分装，100°C/30 分钟灭菌，供用。

（三）用途与用法：

镇痛、镇痉剂。主用于缓解胃肠平滑肌痉挛引起的疼痛。

肌肉注射，每次 2 毫升。

（四）说明：

1. 所用原料为清原县地产罂粟科植物白屈菜 Clielidonium majus L. 风干全草。

— 119 —

1949

新 中 国
地 方 中 草 药
文 献 研 究
(1949—1979年)

1979

本品临床只用了一例胃肠绞痛妇女，注射一针（200％，2毫升）后，疼痛当即缓解。

2. 当溶液中加入苯甲醇时，颜色由暗橙黄色变成橙黄色，且出现一部分沉淀原因待查。当时即以悬浮液状态供肌肉注射用，并无不良反应。

铃兰注射液

（一）处方：

铃兰（根及叶柄残基）10克

药用酒精（40％）　　　适量

苯甲醇　　　　　　　　8毫升

注射用氯化钠　　　　　5.6克

制成注射液　　　　　800毫升

（二）制法：

将铃兰研成粗粉，用40％酒精按渗漉法制成酊剂100毫升，再置水浴上挥散酒精并浓缩至 1/4 体积时，过滤，滤液加入注射用氯化钠及苯甲醇，加热使溶，再加 3～5 毫升吐温－80，并补加注射用水使成800毫升。过滤，分装，100℃/30分钟灭菌。

（三）用途与用法：

主治急性心力衰竭及心动过速（阵发性）。

肌肉注射，每天一次，每次 1 毫升。

（四）说明：

1. 所用药材为清原县当地大量野生的百合科植物铃兰 Convallaria Keiskei Mig. 干燥带根全草。本品经临床用于抢救数例急性心衰患者，有良好效果，发挥作用快，并有利尿、消肿功效。

2. 本品除含强心甙外，尚含皂甙，试验证明，有轻微溶血作用，注射时在局部引起较强痛感，如在其中加入苯甲醇或于注射时加入 1% 盐酸普鲁卡因，即可减轻。

3. 经临床初步观察，注射本品时伴有降压作用，故血压低的患者应当慎用。

681 注射液

（一）处方：

	10%	15%
卤干粉	100克	150克
盐酸普鲁卡因	5克	5克
（或苯甲醇	20毫升	20毫升）
制成注射液	1000毫升	1000毫升

本品每毫升含镁量为10～12毫克

（二）制法：

1. 取卤干粉 100 克加稀盐酸（药典规格）约 260 毫升，使溶解，加水至将近 1000 毫升，在加热煮沸下用稀盐酸调节 pH至 4～5，恒定不变为止，放冷，用纸

— 122 —

浆过滤，加入盐酸普鲁卡因（或苯甲醇）溶解搅拌均匀，补加水至所需量。用 G3 号垂熔玻璃滤器（或药棉）滤过，灌封，100℃/30分钟灭菌。

2．取卤块，先以水冲洗去外部污物后，加等量水溶解，煮沸，放置沉降12小时以上，以纱布过滤后，取滤液加约4倍量水稀释，使浓度接近15%，加入2%苯甲醇（或盐酸普鲁卡因）混合均匀（必要时测定含镁量，调整浓度使每毫升含镁量为10～12毫克），用纸浆过滤，用稀盐酸调节 pH 至 6.0～7.0，最后用 G3 号垂熔玻璃滤器（或药棉）过滤，灌封，100℃/30分钟灭菌。

附：含量测定：

取检液2.00毫升，加蒸馏水10毫升，加氨—氯化铵缓冲液（pH约10，取氯化铵20.0克，加浓氨水72毫升，加蒸馏水使成

1000毫升）10毫升，铬黑T指示液（取铬黑T 0.5克，加氨—氯化铵缓冲液10毫升溶解，加乙醇使成100毫升）6滴，用0.05M的EDTA溶液滴定至全溶液由紫红色变为纯蓝色。每1毫升0.05M的EDTA相当于1.216毫克镁。

（三）用途与用法：

适用于治疗慢性克山病，高血压，气管炎，慢性支气管炎，风湿性关节炎，大骨节，神经衰弱，各种水肿等。

肌肉注射，每日1～2次，每次2～4毫升。

（四）说明：

1. 卤干遇水产生放热反应，溶解时应先加酸，不宜先加水，否则易结成块状，再加酸溶解也很缓慢。

2. 如用苯甲醇作止痛剂，溶液pH应调节至6.0～7.0。

1949
新 中 国
地方中草药
文献研究
(1949—1979年)
1979

3. 本品有较显著的利尿作用，如有一例严重水肿不能进食患者，用15% 681注射液每次2毫升，一日二次，连用4天，水肿基本消失，并能进食。

4. 本品因浓度高，虽加止痛剂仍有痛感，故注射时应慢慢推入，及时揉搓。

大蒜注射液

（一）处方：

紫皮蒜	30克
普鲁卡因	4 克
制成注射液	100毫升

（二）制法：

将紫皮蒜去外皮，用酒精浸洗消毒，在无菌操作下捣碎，用4%的普鲁卡因溶液浸泡1小时，过滤，加4%普鲁卡因液至100毫升，分装即成。

（三）用途与用法：

1949

新 中 国
地 方 中 草 药
文 献 研 究
(1949—1979年)

1979

主治上呼吸道感染及支气管哮喘。

肌肉注射，每次2毫升。

（四）说明：

1．因本品不能加热灭菌，采用无菌操作，因此，原料、容器、操作人员的手等都应消毒。

2．经一个支气管哮喘并发关节炎患者使用，对哮喘有明显疗效，对关节炎也有一定效果，但刺激性较大，局部疼感较强。

山豆根注射液

（一）处方：

	（1）	（2）
山豆根	50克	100克
制成注射液	50毫升	50毫升

（二）制法：

1．取山豆根50克切成片或小块，加

水500毫升，并以10％醋酸调节 pH 至 4．于水浴上煮40～60分钟，过滤，残渣以同法再煎煮二次，合并三次滤液，蒸发浓缩至糖浆状，加95％乙醇（约使醇浓度为60～70％左右）沉淀杂质，过滤，滤液蒸去乙醇（回收），如此反复加95％乙醇至无沉淀产生为止，过滤，滤液蒸去乙醇，浓缩至25～30毫升，加吐温－80三滴，以注射用水稀释至50毫升，搅匀，过滤，分装，100℃/40～60分钟灭菌。

2．取山豆根100克切片，用乙醇250毫升浸渍2日，并在水浴上回流2小时，过滤，醇浸出液蒸去乙醇（回收），然后用稀硫酸调节 pH 至 4 左右，使生物碱成硫酸盐转入水溶液中，必要时过滤，水溶液中滴加氨水至不生成沉淀为止，过滤，沉淀用乙醇溶解，过滤，滤液蒸发除去醇，再加稀硫酸调节 pH 至 4 左右，再加

1949
新 中 国
地 方 中 草 药
文 献 研 究
(1949—1979年)
1979

氨水析出沉淀，同法反复处理三次，除去杂质，用注射用水调整体积至50毫升，过滤，分装，100℃/30分钟灭菌。

（三）用途与用法：

解热、镇痛、消炎,适用于急性喉炎、扁桃腺炎，咽喉肿痛等情况。

肌肉注射，每次2毫升。

（四）说明：

1．对扁桃腺炎有一定疗效（注射或口服）。

2．曾用于一心脏性水肿患者发现有较明显的利尿作用。

3．用第一法制的，连续用药，尿路有刺激症状；用第二法制的，注射后局部疼痛，故待进一步研究。

4．所用药材系清原地产植物蝙蝠葛Menispermum dahuricum DC．的根。

201—3 号注射液

（一）处方：

板兰根	50克
栀子	25克
茵陈	25克
制成注射液	100毫升

（二）制法：

上三味药加5～6倍水煎煮30分钟，过滤。滤渣再用原料量3～4倍水煮30分钟，过滤。合并滤液，浓缩至浓度相当于生药量60～70%，放冷至室温，在搅拌下加入乙醇，至含醇量达60%，放置2天以上，过滤。滤液浓缩（回收乙醇）至相当于生药量120%左右，放置24小时,过滤。加氨水0.7毫升，pH约8.5～9.0，充分搅匀后，冷藏24小时以上，过滤。滤液在水浴上加热去氨，然后加蒸馏水至1000毫升，

1949

新　中　国
地 方 中 草 药
文　献　研　究
(1949—1979年)

1979

放置24小时以上，过滤，滤液加入 1 % 的吐温－80及 1 % 的苯甲醇，混匀，用 G 3 号垂熔玻璃漏斗过滤，灌封，100℃/30分钟灭菌。

（三）用途与用法：

主治肝炎。

肌肉注射，每次 2 毫升。

（四）说明：

所用药材均系购自清原县药材公司。本品经试用患者数例，改善自觉症状较好，由于观察时间不长，未作肝功能化验，化验结果不详。注射后较为疼痛，尚待进一步研究。

201—4 号注射液

（一）处方：

201— 3 号　　　　　　　　50毫升

681浓液（含镁量24～30毫克/毫

升）　　　　　　　50毫升

制成注射液　　　　100毫升

（二）制法：

取681浓液50毫升与201—3号液50毫升，混合。加入1％的苯甲醇及1％的吐温-80，混合均匀，用G3号垂熔玻璃漏斗过滤，灌封，100℃/30分钟灭菌。

（三）用途与用法：

主治肝炎。

肌肉注射，每次2毫升。

（四）说明：

1．经试用患者数列，其特点为改善自觉症状，消除水肿作用较明显，并能消除肝区疼痛，增进食欲。注射后较为疼痛。

2．如与抗坏血酸配伍用，效果更好。

复方艾叶注射液

（一）处方：

1949

新 中 国
地 方 中 草 药
文 献 研 究
(1949—1979年)

1979

艾　叶	150克
苯甲醇	适量
681粉	适量
吐温－80	适量
制成注射液	300毫升

（二）制法：

①取艾叶150克加温水约400毫升浸15分钟，用水蒸汽蒸溜，收集溜液150毫升，加1.5毫升吐温－80，得澄明液。

②取681粉配成浓溶液（参考681注射液）测定含镁量（应在24毫克/毫升以上）。

③取①液150毫升加②液，含镁量应为3000～3600毫克，加入苯甲醇（按含2％加入），补加蒸溜水至300毫升，过滤，分装，100℃/30分钟灭菌。

（三）用途与用法：

用于哮喘。

肌肉注射，每日一次，每次2毫升。

（四）说明：

本品试用 2 例，有一定效果，但不明显。考虑可能艾叶用量太少，今后拟增加一倍，并用吐温－80助溶，再供临床试用。

木通注射液

（一）处方：

木　通	50克
制成注射液	100毫升

（二）制法：

将木通刮去外层栓皮后，切成细片，加水 500 毫升，浸泡 1 小时，再加热煎煮30～60分钟，过滤，收集滤液。残渣再加水同法煎煮一次，两次煎液合并过滤，滤液蒸发浓缩至25～30毫升，加入约三倍量95％酒精（使其中含酒精量约达70％），搅匀静置，过滤，滤液蒸发回收酒精，浓

— 133 —

1949
新 中 国
地 方 中 草 药
文 献 研 究
(1949—1979年)
1979

缩至25～30毫升，过滤，加入3～5滴吐温－80，并加水稀释至100毫升，混匀后过滤，分装，灌封，100℃/30分钟灭菌。

（三）用途与用法：

利尿。

肌肉注射，每次2毫升。

（四）说明：

1. 木通为清原县地产马兜铃科植物木通 Hocquartia manshuriensis(Kom)Nakai 的藤质茎。

2. 本品临床应用病例较少，其疗效及制备工艺均待进一步研究。

其 他 制 剂

盐酸普鲁卡因注射液

（一）处方：

	0.5%	2%
盐酸普鲁卡因	5克	20克
氯化钠	8克	5克
1/10N盐酸	适量	适量
注射用水	加至1000毫升	1000毫升

（二）制法：

取盐酸普鲁卡因、氯化钠、加注射用水溶解，用N/10HCl调节pH至4.0左右，再补加水至1000毫升，过滤，灌封，100℃/30分钟灭菌。

（三）用途与用法：

局部麻醉剂。

肌肉注射。

（四）说明：

盐酸普鲁卡因系弱酸盐基与强酸生成的盐，如灭菌温度过高，时间过长，pH受影响，常发生水解而失效。故应用HCl调节pH至4.0。

— 135 —

1949

新 中 国
地 方 中 草 药
文 献 研 究
(1949—1979年)

1979

氢氧化铝凝胶

（一）处方：

明　矾	10斤	
面　碱	10斤	
糖　精	适量（约4克）	
苯甲酸（或其 它防腐剂）	适量（约25克）	
水　加至	12,500毫升	

（二）制法：

用热水将明矾配成10%、面碱配成20%的水溶液，用普通白布过滤，在不断搅拌下，将明矾溶液缓缓加入面碱溶液中，待反应完毕后，测其上清液的 pH 应为6.0～7.0之间，然后加入常水稀释，放置，待沉淀沉降完全，虹吸法吸去上清液。再加常水反复洗涤，至 $SO_4^=$ 不多于常水中$SO_4^=$ 为止（用试管2只，一只取上清液10

毫升，另一只取常水10毫升，各加 $BaCl_2$ 试液5滴，比较混浊度，前者混浊度不得大于后者），然后用白布袋过滤，除去剩余的水分，倒入缸中，加入糖精4克，苯甲酸25克（溶于适量水中），再加凉开水调整体积至12,500毫升，分装，即得。

（三）用途与用法：

制酸、收敛剂。主用于胃与十二指肠溃疡病及胃酸过多症。

口服，一次 $4\sim8$ 毫升，一日三次。

（四）说明：

1. 明矾较难溶解，故应事先粉碎，并加热水（$70\sim80℃$）溶解。

2. 为使 $Al(OH)_3$ 易于生成，反应应在 $pH>7$ 情况下进行，即将明矾液向面碱液中加入（反应温度一般应在$50℃$左右）。

3. $SO_4^=$ 味苦涩，并能促使凝胶粒子增大，故应充分洗除（用热水洗，效果则

— 137 —

1949

新 中 国
地 方 中 草 药
文 献 研 究
(1949—1979年)

1979

更好）。

4. 为使$SO_4^{=}$充分洗除，可将洗好并除去水的凝胶中，加入少量氨水，再加水洗涤，或先用1:5000，再用 1:10000 的面碱溶液各洗一遍，均可达到精制目的。

从蛔蒿中提取山道年粗品

（一）原料：

| 蛔蒿（干花蕾） | 500克 |
| 熟石灰 | 100克 |

（二）制法：

将蛔蒿干花蕾研成粗粉，用熟石灰混悬液（100克熟石灰加水3500～4000毫升）拌匀后，于室温条件下浸泡一夜，再加热煎煮 1 小时。过滤，收集滤液，残渣加水同法再煎煮两次。三次煎液合并后过滤，滤液用硫酸调节 pH 至 2 时，放置，滤取沉淀，母液蒸发浓缩，析出的沉淀物并入

— 138 —

上得沉淀中，加入适量淀粉，拌匀后干燥、粉碎、过筛。备用。

（三）用途与用法：

驱蛔虫。

成人每次口服量折蛔蒿干花蕾计，约为16～18克。小儿酌减。

（四）说明：

1. 曾将上得产品用于5例患者，均有驱蛔效果，无任何副作用。

2. 此法简便、有效，但所得产品很粗，含多量杂质（如硫酸钙），致使服用量增大，且易引起恶心。在条件许可时，可将最终产品用95％酒精回流，提得较纯的山道年则更好。

3. 所用蛔蒿为本院多年栽培品种，以后可设法广泛栽培利用。

1949

新　中　国
地方中草药
文　献　研　究
(1949—1979年)

1979

从黄柏中提取小蘖碱

Ⅰ. 小蘖碱粗品的提取

（一）原料：

黄柏皮（切块）　　　1150克

熟石灰　　　　　　　115克

食　盐　　　　　　　120克

（二）操作：

1. 将新鲜黄柏树皮，去其木栓层（即最外层黑色老皮），取其黄色内皮1150克，切成小块。另取消石灰115克，加水使成乳状，将切好的黄柏皮放入，拌匀后，放置30分钟。（所加水不必太多，以能使黄柏全部拌匀并使石灰乳全部浸入树皮即可）

2. 用水洗去附着于树皮表面的石灰（也可不洗），置小缸中，加水约4000毫升，浸泡3小时。

3. 取出浸出液（如不澄清，可静置，取上清液），加入总容量3％的食盐（120克），边加边搅拌，即产生黄色沉淀。

4. 静置7～8小时后，除去上清液．用布过滤，滤出的黄色固状物用少量水洗两次。自然风干，即得粗制小檗碱7.3克。

假定树皮含水量以50％计算，则

$$收率 = \frac{7.3}{1150 \times 0.5} \times 100\% = 1.3\%.$$

（三）说明：

1. 小檗碱可在冷水中缓缓溶解（1:20），故用水提，再用食盐盐析。由于黄柏中含有大量粘液，带来干扰，故加石灰乳破坏之。

2. 为了提高效果，增加收率，最好将原料粉碎，并在提取过程中，不时加以

1949

新 中 国
地 方 中 草 药
文 献 研 究
(1949—1979年)

1979

搅拌。

3. 盐析用的食盐最好事前予以精制。

Ⅱ. 粗制小檗碱的精制

（一）原料：

小檗碱粗品	10克
95％酒精	适量
稀盐酸（C.P.）	适量

（二）操作：

1. 取上述干燥粗制小檗碱10克，溶于100毫升沸水中，充分搅拌，使小檗碱溶解。上清液乘热保温过滤；剩余的不溶物继续加入适量沸水搅拌，乘热保温过滤，重复这一操作，直至不溶物呈土色为止。

2. 滤液经充分冷却后，析出黄色针状结晶，过滤，干燥，得精制小檗碱，收率约20％。

3. 将此干燥精制小蘗碱 1 克，溶于适量热酒精中，乘热加稀盐酸至呈显著酸性为止，冷后有大量黄色小针状结晶析出。过滤，干燥，得盐酸小蘗碱。收率约 90％ 以上。

（三）说明：

1. 小蘗碱能缓缓溶于冷水中（1:20），易溶于热水或热酒精；盐酸小蘗碱微溶于冷水，易溶于沸水，不溶于冷酒精，精制操作即根据此性质进行。

2. 盐酸小蘗碱亦可在精制小蘗碱的热水滤液中，加入适量盐酸，至呈明显酸性制取。

从黄芩中提取黄芩素

（一）原料：

生黄芩根，盐酸（工业用）乙醇

（二）操作：

1949

新　中　国
地 方 中 草 药
文　献　研　究
(1949—1979年)

1979

取生黄芩根，略加粉碎（过10目筛），称取100克加常水600毫升浸泡12小时后，按渗漉法进行渗漉，收集漉液约2000毫升，渗漉液过滤后加3.6％盐酸至 pH 1～2．静止24小时后倾出上清液，过滤，沉淀以少量温水洗二次后，再用50％乙醇洗一次（乙醇回收）抽干后，干燥即得。熔点215～217℃。

（三）用途用法：

有抗菌消炎作用。治细菌性痢疾。

本品0.5克相当黄芩 3 钱。

（四）说明：也有取黄芩用水浸出，然后加明矾沉淀，收集沉淀制成片剂，每片0.3克，每次 2～4 片，治细菌性痢疾。

从槐花米中提取"芦丁"

（一）原料：

槐花米

（二）操作：

1. 将生药制成粗粉，加氢氧化钙水溶液（浸没生药，约7倍），加热煮沸10～20分钟，过滤，残渣再加氢氧化钙水溶液（5倍）煮沸10～20分钟，过滤，残渣再加氢氧化钙水溶液（5倍）煮沸10～20分钟，过滤，合并上三次滤液，加浓HCl至 pH 为2～3，即有沉淀析出，放置24小时，弃去上清液，将沉淀过滤，烘干即得粗制品。

2. 将粗制品按有效成分含量加100～150倍蒸馏水，加热溶解，趁热过滤，滤液放冷即有沉淀析出，过滤，将沉淀在100℃以下烘干即为精制品。熔点186～192℃。

（三）用途与用法：

1. 止血。可治疗血小板减少性紫癜，并用于治咳血、衄血等。

2. 高血压辅助治疗剂。

1949

新 中 国
地方中草药
文 献 研 究
(1949—1979年)

1979

栽 培 部 分

大 黄

大黄（又名川军、将军）为蓼科多年生草本。根茎肥大，花茎粗壮直立，高3～5尺。叶较大，五月间开白绿色小花。瘦果，三棱具翅。根供药用，为健胃和缓泻药。

栽 培 方 法

1. 大黄喜欢生长气候冷凉、海拔较高的山区，土质以排水良好、土层深厚的沙质土壤为好，粘土及盐碱地不宜栽培。

2. 繁殖：种子繁殖，分根繁殖。

3. 播种：可以春播或秋播。春播在

4月上旬前后，宜早播。秋播可在八、九月间种子采收后不久即可播种。一般以春播为好。播种前土地需深翻1～2尺，再作成4尺宽的高畦或2尺左右的大垅。在畦面开1～2寸深的浅沟，行距1尺，将种子均匀播在沟内，盖土一寸左右，镇压。

4．田间管理：小苗长出2～3片真叶时第一次间苗，以后根据幼苗生长情况逐次间苗，最后定苗时株距1.5～2尺。第一次间苗前后即进行中耕、除草。秋季时结合除草要进行培土防寒越冬。大黄第一年叶为簇生，第二、三年后即抽出花茎，为保证根茎生长，除留采籽的植株外，在夏季发现花茎抽出即可用刀割去。

5．采收加工：大黄生长2～3年后，于秋季地上部分枯死后即可采收。先除去残茎叶，再将根挖出。一般认为大黄

1949

新 中 国
地方中草药
文 献 研 究
(1949—1979年)

1979

三年之后，在种子成熟时收获产量较高，而且药效成份较高。

大黄收后，先用小刀削去外壳粗皮，再切成小段，用细绳穿起来，悬挂在阴凉通风处干燥。

6．附注：（一）大黄不宜连作，连作易遭病虫害。

（二）关内生产部门多用苗床集中育苗，秋季再分栽定植，我院栽培是直接播到地里，苗长大后除去弱苗即定植。

牛　　膝

牛膝为苋科多年生草本。株高2.5～3尺，茎直立并具有棱角，节部膨大如牛之膝。叶对生。穗状花序，花为绿色小花。果实上的包片具有小刺。根供药用，能补肝肾、通经、散血，可治腰膝疼痛。

栽 培 方 法

1．牛膝喜欢温暖湿润的气候，适合种在土壤疏松、土层深厚、排水良好的砂质壤土地，但一般土壤也可生长。

2．繁殖：种子繁殖。

3．播种：牛膝种子较小，我省又多春旱，因此出苗很慢，适合晚些播种，多在四月下旬播种。方法是将翻好的地作成三尺宽的平畦，在畦上开沟进行条播，沟距一尺，沟深 3～4 寸，播下种子之后（每亩地需用种子 1 斤左右）盖土 4～5 分，稍加镇压。

4．田间管理：苗长到 2～3 寸高时进行第一次间苗，半尺左右最后定苗。株距 5～6 寸为宜，间苗同时即可进行铲趟，一般三次左右，当地上植株分枝旺盛时就可停止深耕，以免影响根系生长。8

1949

新 中 国
地方中草药
文 献 研 究
(1949—1979年)

1979

月上旬前后为根系生长旺盛时期，需要充足水分，遇天旱时应适当浇水。为了增加根的产量，在花穗刚长出时可以剪掉，（留作种子的植株除外）。

5．采收加工：牛膝的根怕冻，不能在地下过冬，不适合采收过晚，10月中旬前后植株枯死后，先割去地上部分，再用镐头将根刨出，放在日光下晾晒，注意防雨防冻。

6．附注：（一）东北无霜期较短，牛膝种子不易成熟，为获得良种，可在采收时选粗壮无病的牛膝根贮存起来，来年春将根的尾部去掉，将剩下的上段栽在地里。株距1.5～2尺，每穴可栽2株，栽前先施好基肥，照常管理，秋天即可收到成熟种子。

（二）为提高牛膝产量，栽种牛膝的土地头年秋收后就要进行深翻，深1～2

尺，同时施底肥，每亩5～8千斤。

王 不 留 行

王不留行为石竹科一年生草本。株高
1.5～2尺。叶对生无柄。茎上多2叉状
分枝，全株有白粉。花淡红色或白色。种
子小球形，黑色。干燥种子供药用，通血
脉，下乳汁。

栽 培 方 法

1. 王不留行对土质要求不严格，一
般土壤均可栽种，喜欢温暖干燥气候，宜
种于土质肥沃，排水良好的地方。

2. 繁殖：种子繁殖。

3. 播种：东北多在4月上中旬（清
明前后）播种，每亩用种子量1.5～2斤。
行距0.7～1尺，株距3～5寸，覆土
3～4分。播种方法可条播。可在平畦上

1949

新 中 国
地方中草药
文 献 研 究
(1949—1979年)

1979

顺畦开浅沟条播；也可打成小垅（1～1.3尺）条播。

4. 田间管理：小苗长出 2 片真叶后即可第一次间苗，5～6 片叶时第二次间苗，及时除草．苗高 6～7 寸时除草后即培土。

5. 采收加工：王不留行果实容易干裂，因此不宜采收过晚。多在七月初大部种子呈黄褐色．少数种子变黑即可将全株割下，放置阴凉通风处一周左右，待植株干燥，种子全部变黑后进行脱粒。筛除残渣，扬去细碎杂质即可备用。

6. 附注：王不留行生长期较短，为充分利用土地，采收后可接种晚期作物。

甘　草

甘草（又名甜草）为豆科多年生草

本。根为圆柱形，长约3～6尺，茎高3～4尺。叶互生，奇数羽状复叶。花淡紫色。秋季结褐色弯曲的荚果。根供药用，有特殊的甜味，有泻心火、调合药性、解毒之功，多作为镇咳祛痰药。

栽 培 方 法

1．甘草是喜干旱的深根性植物，对土壤要求不很严格，适合种在地下水位低、土层深厚的砂质壤土或浅山地区的阳坡地。

2．繁殖：种子繁殖、分根繁殖。但种子发芽率很低，生长又较根茎繁殖缓慢。

3．分根繁殖：早春或秋末采挖甘草的同时，将根茎按其根芽多少割成3～5寸的小段，一般每段保持有2个根芽，再将要栽甘草的畦面或垄台开成1～2寸的

1949

新 中 国
地 方 中 草 药
文 献 研 究
(1949—1979年)

1979

沟，每隔5～7寸远放入2～3个切好的根茎，然后盖土1～2寸，稍加镇压即可。

4. 田间管理：幼苗全出土后即可进行第一次中耕除草。以后可根据情况分次培土和除草，7～8月以后甘草根茎向四周生长，可停止中耕，可拔去大草。甘草在1～2年生时，生长期可适当追硫胺或人粪尿，以利小苗更好生长。

5. 采收加工：甘草生长年限较长，一般栽培4～5年以后可以采挖。多在春（芒种前）、秋（白露后）两季进行。秋季在地上部分枯萎后，先除去甘草四周泥土，再沿着甘草挖成2～3尺深的沟，小的根即可拔出，大的根则可在根冠上系上绳子，然后拔根。挖出的甘草去掉泥土，削去枝叉及根毛，切成适当长短，晒至七分干时打成小捆，置干燥通风处晾至全干。

北 沙 参

北沙参（又名珊瑚菜）为伞形科多年生草本。高0.2～1尺。茎大部埋于沙中。叶由基部互生，具长柄，三出分裂式二回羽状全裂。复伞形花序，花小，白色。双悬果，球形。其根供药用，为镇咳、祛痰药。

栽 培 方 法

1.喜湿润稍为冷凉的气候，但温暖、干燥气候也可以，即不怕日光直射又能耐寒冷。宜肥沃疏松的砂质土（或沿海砂滩地），因此要深翻，药农讲："地翻多深，根能扎多深，"一般翻3尺深。在翻地之前多施厩肥。整好地后做低畦或打垅。

2.繁殖：种子繁殖。

种子处理：播种前把种子用常水浸

1949
新　中　国
地方中草药
文　献　研　究
(1949—1979年)
1979

3～5天，待种子膨胀以后，再行播种。

3.播种：播种期为秋季10月至地面结冻止均可播种，条播或穴播，穴距4寸，沟和穴的深度为1.5寸左右。覆土0.8～1寸，镇压。

4.田间管理：除了注意除草外，还应注意防夏天烈日照晒，热砂容易烫伤茎基，这时最好适当遮荫。花期后种子成熟前，由于果序太重而下垂，当下垂于地面时易腐烂，此时要立支架，把果序支起，以防腐烂。

5.采收加工：第一年秋播的沙参到第二年秋季霜冻前采挖。挖出后，放于阴凉处，用湿沙子培上，勿被日光晒（如日晒后外皮不易刮掉）。加工时选择晴天进行，将参的上部放于沸水中烫过，再烫下部（烫至全参的皮能撸掉为止），然后再用手垫白布将参从头部往下撸掉外皮，再置于日光下晒干，即为毛条沙参。将毛条沙参再用笼屉蒸过，使其柔软，用小刀将毛参的不光滑处刮平，晒至九成干，按其长短分别捆成小把，再晒全干即为成品。

北 五 味 子

五味子（又名辽五味）为北五味子科多年生落叶木本藤。株长可达2丈多，叶互生，广卵圆形或卵圆形。花单性，雌雄异株，稀同株，花被浅红色，聚合浆果，成熟紫红色。根茎发达，地下横走达1丈以上，野生植株多由根茎分出新枝。果实供药用，为滋补强壮药，治疗神经衰弱及作为镇咳药。

栽 培 方 法

1. 五味子喜阴湿和比较冷凉的气候。适于土壤含有腐植质多，湿润（要求排

1949

新　中　国
地方中草药
文　献　研　究
(1949—1979年)

1979

水良好又能含储一定水分），微酸性或中性的沙质壤土。不喜强烈的阳光，特别是在幼苗期，容易被晒死。但缺乏光照也影响其生长，如人工栽植，应选山的西北坡或背坡湿润的地方。条件不适合应进行人工改良。如对粘土，可掺砂子或草炭腐植土，并施些有机肥料，使土壤疏松。

2．繁殖：种子繁殖。

种子处理：首先将带果肉的五味子浸入温水中，浸1～2昼夜，使其浸透，用手将果肉擦去，洗净，将秕粒捞出扔掉，再将剩下呈黄色成熟的种子，捞出晾干。采用以下某一方法进行再处理；

（一）沙埋处理：将脱皮处理的种子，加上三倍湿润沙子拌匀，堆在一起或装在木箱内，上面再覆2～3寸厚的沙子，为防止风干应放草帘或席子等覆盖。然后放于室外向阳处，保持适宜的湿润，经十五天左右即可取出播种。

（二）变温处理：把经过脱皮处理的种子，拌以三倍的湿沙，放于室外低温处，经过七天再移置到温室（保持25℃左右），经常洒水，保持一定湿润，初埋3～4天内，拌动1～2次，使其温度内外平均，以后再翻动数次，经十天后种子开始萌动，少数已见芽，这时即可播种。

3．播种：先把作好的畦整理镇压好，用已处理好的种子撒上，覆土五分厚，（覆盖用土的配合是：腐植土2/5，细砂1/5混合使用。）酌情镇压，浇水后覆盖（用稻草为宜），覆盖厚度一指，最好每天浇一次水。

4．田间管理：经常保持畦面湿润，幼苗期浇水应在早晚光线不强的时间进行。幼苗出土达50％即可分几次撤去覆盖物。如平地种植，在幼苗期早9点至午后

1949

新 中 国
地 方 中 草 药
文 献 研 究
(1949—1979年)

1979

4点需遮帘避光。小苗抽出1～2个真叶时即全部撤去阴棚。幼苗尚未抽出成叶时即移植到另一畦内，株距1～2寸，可采用坐水栽的方法，移植后应遮阴十几天。

定植：一年生五味子,可在10月定植。春季可在解冻后定植。株距1.5尺,行距3尺。也可栽植在乔灌木作攀缘架的树林中，但必须事先清理杂树。不论移到林中或在田间搭架，均应通过人工修剪枝条加以管理，使植株能够获得充分通风透光的条件，方能生育良好。

5．采收加工：10～11月份为采收期，采后晒干即可。

地　黄

地黄为玄参科多年生草本。根肥大，形状似地瓜。茎高1尺左右,叶长圆形,6～7月开淡紫红色筒状花。根供药用，有补血、凉血．滋阴养肾等作用。

栽 培 方 法

1．地黄喜阳光充足，土质疏松，排水良好的砂质壤土，洼地、粘土等不适合栽种。因此宜选择较肥沃的土地，栽前需将地深翻，并多施底肥。

2．繁殖：根茎繁殖、种子繁殖。

3．选种：一般多选直径2～3寸无病的根茎做种栽。播前将种栽切成 1.5～2寸长的小段，一般多是留中间的，因芦头部分出苗差，尾部出苗少，均不适合做种栽用。切完的种栽要先晒1～2天，伤口充分愈合后即可栽种。

4．栽种：东北春风较大，地温又低，播早不易出苗，多在4月中、下旬栽种，其方法和栽土豆的方法相似，垅打好后，在垅上开2～3寸的沟，将事先切好

1949

新 中 国
地 方 中 草 药
文 献 研 究
(1949—1979年)

1979

的种块按株距8寸～1尺横放沟内，复土2寸左右，镇压1～2次。每亩需根茎大约150～200斤。

5.田间管理：苗出齐后即进行第一次中耕除草，一般可铲趟三次，当叶子盖满地面时即可停止铲趟。苗棵直径长到3～4寸时即可间苗，用小刀或剪子将不要的苗割断，每株只留一苗。不宜用手拔，以免将根茎带出。当地黄抽出花茎时应摘除，保证根茎生长发育。

6.采收加工：收获期多在9月下旬至10月初。先将地黄叶子除去，然后将根挖出。地黄收后应立即进行加工干燥。堆积时间太长容易腐烂。

7.附注：据了解地黄连种几年后如不换种栽即明显退化，产量、质量下降。因此生产部门多在7月下旬至8月初，将春季栽下的地黄选择健壮、无病虫害的植株，连根刨出，选取手指粗的根茎切成 1 寸左右小段，稍风干使伤口愈合，然后按 20×8 的行株距栽于畦上，深一寸左右，复土 1～1.5 寸，镇压，保持土壤湿润。一周左右即可出苗。待 10 月中旬左右将此地黄挖出，在通风处稍风干，即用细砂土堆埋，贮存过冬，专作种栽应用，可防止退化。

红　　花

红花（又名草红花）为菊科一年生草本。茎高 3 尺左右。叶互生，广披针形，叶缘呈锯齿状。头状花序。其花冠供药用，系妇科要药，能通经、破血、活血、消肿、止痛。

栽 培 方 法

1. 以温暖而较干燥的气候为宜。红

1949

新　中　国
地方中草药
文　献　研　究
(1949—1979年)

1979

花幼苗有耐寒性，在零下 1～2℃不致被冻伤。喜较干旱而肥沃的粘质壤土或砂质壤土。应选高燥排水良好且平坦的黑砂土地。春季雪化后即翻地，深翻 8～9 寸，进行顶浆打垄，打成 1 尺 8 寸的垄，然后镇压保持水分。施基肥，以厩肥为主，配合施用草木灰。

2. 繁殖：种子繁殖。

种子处理：红花种子表面常附有炭疽病和锈病病菌，为消灭病害，应于播种前进行种子消毒。其方法是：将种子放于 10～12℃温水中浸12小时，再放入40℃水中浸 1～2 分钟，继在 53～54℃ 水中浸 10分钟，最后放冷水中冷却，捞出，当水控到一定程度（种子湿但不滴水），用 0.3％西力生（或赛力散）拌种后播种。

3. 播种：红花在辽宁地区生产，当 7 月以后地里温度、湿度较高，病害严

— 164 —

重，因此应提早播种（春季打完垅即播种），雨季前即收获。红花播种方法甚多，一般有如下几种：

条播：条播较费种。

穴播：在垅上挖穴，穴距6～8寸，每穴6～8粒种子，每亩需种子2斤。

混种：行（垅）距1.8尺，株距1.2尺，穴播，一般覆土1～3寸。待红花出苗后，每株间栽种一穴马铃薯或大蒜，（若与大蒜混种不能起垅，应平作，以免趟地时土将蒜埋上。）可与红花同时收获，并可再种下茬。

4.田间管理：一般进行两次间苗。真叶抽出3～5片时进行间苗，使株距2～3寸。真叶抽出6～8片时，第二次间苗，使株距6～8寸。红花田间管理，主要注意病虫害。

病害：主要有炭疽病和锈病，其病原

1949

新中国
地方中草药
文献研究
(1949—1979年)

1979

都是真菌。

5. 采收加工：随红随采，用剪子剪收，靠着花的子房与花冠连接处剪取，拔掉苞片。日光晒干。

延 胡 索

延胡索（又名元胡）为罂粟科多年生草本。株高6寸左右。叶为一回羽状分裂，裂片倒卵形。花紫碧色，花冠一方开口，一方有距，总状花序。块茎供药用，有镇痛、利气、活血、散瘀及制止子宫出血等作用。为妇科镇痛、调经常用药物。

栽 培 方 法

1. 延胡索喜温暖湿润的气候，适于土质疏松而富有腐植质的砂质壤土。以选择向阳排水良好的山地为宜。

延胡索为浅根系植物，根和茎质脆而

— 166 —

细嫩，因此整地要精细，基肥必须充足，施有机肥。土质不适宜的地区，可用青稞腐熟土（也就是把青草和青稞堆放在大土坑中，连草带土，放置1～2年，经自然腐熟后筛其细土。）用以种植延胡索。

2．繁殖：块茎繁殖、种子繁殖。

种子处理：将采得的种子挑除混有的果皮后，用洗净的砂子或腐植土与种子拌匀（砂或腐植土比种子多3～4倍），装入瓦盆内埋于阴湿处，直至结冻前开始播种时取出（此时种子已裂口开始出芽）即行播种。

3．播种：（一）块茎繁殖：在初秋将块茎采来后放置一周左右，稍阴干后即可播种，行距5～6寸，株距2～3寸，播种深度2寸；覆土2寸，镇压。干旱时应浇水。

（二）种子繁殖：延胡索历来用块茎繁殖，我们从一九五八年开始研究其有性

1949

新　中　国
地方中草药
文　献　研　究
(1949—1979年)

1979

繁殖,在初冬结冻前,把处理好的种子（还可在种子中掺些土）均匀播在已整理好的低畦里；覆土半寸，然后再覆盖树叶或碎草1～2寸。

4.田间管理：延胡索在解冻不久就出苗，在幼苗尚未出土前，除掉畦面上的覆盖物。延胡索在生长期中须有充足的水分，如果干旱时，需进行灌溉。

5.采收加工：（一）采籽：延胡索在5月份开花,6月左右蒴果陆续成熟,自然裂开，因此必须及时采种。一般在蒴果发黄色，手一捻就裂开,种子黑色,便可采收。分期、分批采籽。采下的种子及时进行埋藏处理。

（二）采收块茎：延胡索植株全部枯死时，最好选晴天采收。选择块茎园大,芽眼较多,无病虫害的优良块茎做繁殖用。余下的分为大中小三级（可用筛子分级），洗

去泥土，分别把洗干净的块茎**倒入开水中**
（使水浸过块茎）煮沸，至块茎内部已呈
黄色，而中心微量白色即将消失时，即可
捞出，晒干供药用。

6．附注：关于种子播种后幼苗移栽
和定植问题，我们尚未开展工作。

补 骨 脂

补骨脂（又名故子）为豆科一年生草
本。茎直立，高3～5尺。单叶互生，叶
片近圆形。茎很少分枝。7～8月开淡紫
色小蝶形花。种子黑褐色，供药用，有暖
肾、补精、散寒、止泻等功效。治脾肾虚
寒、腹痛、遗精等症。

栽 培 方 法

1．补骨脂原产四川、陕西、河南、
安徽等省，近些年东北各地已栽种，生长

1949

新　中　国
地 方 中 草 药
文　献　研　究
(1949—1979年)

1979

良好。补骨脂喜欢温暖气候，适合种于砂质壤土地，但一般土壤均可种植。

2．繁殖：种子繁殖。

3．播种：东北多在4月上旬直播。关内有的先在苗床育苗，再分植。播种前土地应深翻一尺左右，打成1.5尺的垅或作成宽3～4尺的高畦。每穴播5～7粒，穴距半尺左右，穴深1～1.5寸，盖土1寸，镇压即可。也可用条播，即在畦上沟成1～2寸浅沟，将种子均匀播下，盖土一寸左右，稍镇压即可。

4．田间管理：苗高2～3寸时进行浅锄和间苗，穴播每穴留2～3株，条播按株距3～5寸留苗。一般铲趟可进行三次。幼苗期过干旱时可浇水。

5．采收加工：9月下旬至10月下旬种子不断成熟，可以分次进行采收。成熟时果实变成黑色，东北地区多 做 一 次 采收，即大部分成熟后，将茎杆全部割下，晒干后，打下种子。

6. 附注：播种用的种子宜用当年或前一年采收的新鲜种子，多年的陈种子出苗率很低，不宜应用。

金 银 花

金银花（又名双花）为忍冬科多年生缠绕小灌木。叶对生，卵形。花不整齐，未成熟时白色花开后变黄色。浆果黑色。其花冠供药用。有利尿、解热、杀菌作用，治疗痈肿、咽肿、肠炎、关节炎等疾病。

栽 培 方 法

1. 金银花对土壤和气候选择并不严格，但以肥沃湿润土壤生长良好，金银花生活力强，各地多利用山坡、丘陵、鱼鳞

—171—

1949

新 中 国
地 方 中 草 药
文 献 研 究
(1949—1979年)

1979

坑旁等空地栽培，同时可起到保持水土作用，有利于农业生产。

2. 繁殖：扦插法或压条法繁殖。

（一）压条法：当树液流动最旺时，温度较高的季节扦插最易成活。春季、秋季都可以。其方法是选择生长强健的枝条，最好为2年生枝条，长2～3尺以上。用波状压条法，先把切面部分插在土中，地上留3～4寸，压到土中3～4寸，再留3～4寸，这样继续压下去，形成波状起伏；经过3周后，压在土中部分生根，即将露在外面弧状枝条中间剪断，形成数个植株。

（二）扦插法：时间与上相同，选好枝条后，分成4～5寸长小段，按行距2～4寸，株距1～2寸插下，地上留有1～3节，插入土壤中约1～2节，四周培土踏实即可。

金银花除压条和扦插方法外，可用分

— 172 —

株移植方法进行繁殖。

3．田间管理：（一）移栽：利用玉条和扦插法繁殖的，在秋末或早春移栽。行株距1.5～2尺栽下。

（二）松土及除草：在植株生长过程中，结合松土除掉杂草，注意松土不能过深，防止伤根。

（三）立架：植株生长过程中，需通风透光，才能促进开花，提高产量，所以除了适当修剪去过密的枝条和叶外，要立架，使枝条能充分利用空间，开花多，又便于收花。

4．采收加工：花期为六月。当花由白色变为黄色时进行采收。采收的花放在通风处阴干即可。

细　　辛

细辛（又名辽细辛）为马兜铃科多年

1949

新　中　国
地 方 中 草 药
文　献　研　究
(1949—1979年)

1979

生草本。高半尺左右。叶基生，叶片圆心形或近肾形，基部深心形。其全草供药用，为发汗、驱风、镇痛药，常用治喘咳、感冒、头痛、牙痛及风湿症。

栽 培 方 法

1. 细辛喜阴，怕烈日照射。要求土层深厚，保水力强，土质肥沃而阴湿的地方。故应选肥沃的林间、灌木林、阴坡、山脚下或人工腐植土种植。

根据细辛需要遮荫又需一定阳光的特点，在栽植前要求清理场地，去掉过密的树木、杂草，散栽或根据林木生长情况作畦，刨松土壤以待栽植。

2. 繁殖：种子繁殖、根苗繁殖。

种子处理：把采下的种籽，用比种籽的量多2～3倍的砂子拌匀，装在瓦盆内。埋在阴湿的地方，以保持瓦盆内一定湿度。埋藏20～30天，错过干旱季节，便可以播种。

3．播种：（一）利用种子繁殖：东北地区八月份干热程度已缓和，可以进行播种，在选好的场地上做平畦（防止雨水冲刷）把埋藏处理过的种子匀播在畦面，覆土1～1.5寸，覆树叶或杂草2寸，以保持土壤湿润并防止雨水冲刷。

（二）利用根苗移殖：栽植的时间是花期前或果期后。选阴天，在整好的地上，挖埯子，埯的深度以能使细辛根全部舒展开为度，每埯内浇一点水，然后把栽子放在埯内，细根要舒展开。培土，三天后封埯，稍加镇压。

4．田间管理：栽植在空地时应打帘遮盖。保持湿润，除草等。

5．采收加工：（一）采收种籽：在七月份细辛的果皮外表发白，用手捏成粉

1949

新 中 国
地方中草药
文 献 研 究
(1949—1979年)

1979

面状，这时里面的种子才算成熟。采收后即进行埋藏处理。

（二）药用全草的采挖：果期过后开始采挖（野生细辛采挖期早，主要原因是后期杂草高不易发现，一般早期采挖。人工栽植场地，可以根据情况把采挖期后延）。将全草连根刨出，除掉泥土，阴干，不宜用水洗和烈日晒，以免降低质量。

枸　　杞

枸杞为茄科落叶灌木。株高可达1丈余。单叶互生，卵状披针形。花紫色，浅漏斗状。果实卵圆形或长圆形，桔红色。根皮（地骨皮）、叶及果实供药用。果实滋肾润肺，益肝明目。治腰膝酸软、目昏多泪、虚劳咳嗽、消渴遗精。根皮（地骨皮）清热凉血，治劳热、消渴，咳嗽吐血。

我国有 4 种枸杞，其中以宁夏枸杞果大肉厚，质量最好。

栽 培 方 法

1. 枸杞对气候、土壤要求不严格，宁夏多栽于山坡地，天津地区则多种在盐碱地上，东北地区均可种植。

2. 繁殖：种子繁殖，分株繁殖、插条繁殖。

种子繁殖：先育苗，再移植。这种方法繁殖量大，生产多用。

分株繁殖：枸杞植株丛生，可从根部劈开分根栽种，成活率很高，宁夏多采用。

插条繁殖：春季，剪取去年枝条，长4 寸左右，插入砂床中，保持湿度及温度（在15℃左右），10天左右节上即生根，

1949
新中国
地方中草药
文献研究
(1949—1979年)
1979

等根系发育成长，即可移栽。

3．播种：春秋两季均可播种（我院是春播）。将果实在冷水中浸泡1～2天，搓去果肉，收集种子。苗床宽约3尺，畦面耧两条沟，沟深6～7分，种子撒在沟里，覆土4～5分，踩紧。

4．田间管理：苗期要加强管理，注意浇水，保持土壤湿润。苗高4～5寸时间苗分栽，使株距在1尺左右，当年秋或第二年春出圃。移栽前先按6尺×6尺的行距挖坑，坑内施入干粪，每坑栽2～3株。

移栽后树体较小，行距间可种些矮棵药草或蔬菜。

枸杞需要一定肥料，尤其在孕蕾期、果前期最好施些肥料，特别是速效性磷肥，可促进果实增产。

整枝是使枸杞生长良好、提高产量的

重要措施。树高 4 尺左右即打顶，使它发杈，增长花果枝。以后每年秋天要修剪一次，除掉枯枝和老枝，不仅促进长新枝，通风透光良好，而且可减少病虫害。

枸杞在 4～5 年树龄时，长势最旺，结果最多。10 年以后的老树应更新，更新的方法是把老树干砍去，培育由基部蘖生的枝条。

5. 采收加工：枸杞生长 2 年后结果。果红及时采摘，过熟会脱落。每亩可收鲜果 100 斤左右，管理得好，产量还可大大增加。采收下的果实要及时晒干或烘干，防止霉烂变质。

根皮（地骨皮）在早春挖采，趁新鲜剥去根皮。

草　决　明

决明为豆科一年生草本。株高 4～5

1949

新 中 国
地方中草药
文 献 研 究
(1949—1979年)

1979

尺，茎下部木质化。叶互生，羽状复叶。花黄色，荚果，长2寸左右。种子黄绿色，呈棱形，又称决明子，有清肝明目、缓下作用。

栽 培 方 法

1. 决明喜温暖气候，对土质要求不严，适应性很强，但以排水良好的砂质壤土为好。

2. 繁殖：种子繁殖。

3. 播种：在四月上旬为宜，可以穴播或条播。播前，种子最好用温水浸泡1～2小时。行距1.5～2尺，穴播则每穴5～8粒种子，穴深2寸，盖土1～1.5寸。株距可根据地力决定，条播可留株距2～3寸，穴播可留株距1～1.5尺。覆土后稍镇压。

4. 田间管理：苗高2～3寸时进行

第一次间苗，一周后第二次间苗并定苗，中耕除草可在和间苗同时进行，苗高一尺左右时可最后进行培土。

5. 采收加工：种子在9月下旬至10月下旬陆续成熟，成熟的种子荚果变黑、变干，由于种子成熟期不一致，有条件可分批收荚果（最好在早上露水未干时进行，可避免果实炸荚掉粒），采下后晒干进行脱粒。如果大面积种植，可在10月下旬（霜降前后）叶片全部掉光后，用镰刀将植株全部割下，晒6～7天，全部干燥后脱粒，除残杂物及泥土即可备用。

党　　参

党参（又名东党参）为桔梗科之多年生草本。茎蔓生。叶单生，有长柄，卵形，有毛。花钟形，浅绿色。蒴果带宿存

1949

新　中　国
地方中草药
文　献　研　究
(1949—1979年)

1979

萼。种子细小，褐色有光泽。根供药用，为滋补强壮药。

栽 培 方 法

1. 党参喜湿润较温暖的气候。适于带有腐植质的砂质壤土，稍湿润疏松，排水良好，土层较深厚的土壤。不喜强烈日光直射，选半阳之处为宜。种植党参的地最好秋翻，深度1.5尺以上并分层施肥（施有机肥）。平畦或打垄。

2. 繁殖：种子繁殖。

3. 播种：直接播种也可和细土混合后播种，秋播约在十月下旬。如果撒播，不覆土或少覆土，播后用草或草帘子覆盖，喷雾式浇水，土壤湿透即可。如果穴播，穴距6寸，穴深3分，每穴播种3～5粒，覆土2分，轻轻镇压。穴播，每亩地需种子六两。撒播每亩地需种子2～3

斤。

4. 田间管理：党参幼苗喜阴三，三荫蔽，主根深达 5～7 寸即有较早踮定。如土质和地势选择适当，其大植株生长过程中，可不浇水，不施肥。如果施肥最长是凉性粪（猪圈粪或草木灰）。苗高 1～2寸时间苗，当茎长到 3～5 寸时搭架子，架高 6～7 尺。

5. 采收加工：党参的根生长 2～3年即可采收，采收期宜在 9～10 月。挖出后晒干即可。

菘　　蓝

菘蓝（又名大青或板蓝）为十字花科1～2 年生草本。株高一尺左右，开黄色小花。其根为板蓝根，叶为大青叶，均可入药，有清凉、解热、解毒的作用。可医治丹毒、斑疹伤寒、扁桃腺炎、腮腺炎等症。

— 183 —

1949

新 中 国
地 方 中 草 药
文 献 研 究
(1949—1979年)

1979

栽 培 方 法

1. 菘蓝抗寒力强，严霜后仍可生长。喜湿润但又怕水涝，以排水良好，湿润肥沃的壤土及沙壤土为佳。

菘蓝根不忌连茬。在连茬地里栽植，因土地肥熟，有时产量反较换茬地高。最好深耕1～1.5尺，结合施基肥。

2. 繁殖：种子繁殖。

3. 播种：播种时期分春播和秋播两种。结冻前播种，多用于采种，一般在秋季结冻前播种，使种子在土里越冬，来年春很早即出苗，雨季前可收种子。如果药用板蓝根，多为春播，于4月播种，多为垄作（东北的小垄），垄上开沟0.5寸，覆土3～4分，稍镇压。每亩地用种子3～4斤。

4. 田间管理：苗高1寸时间苗，苗

距2～3寸。生长期需要充足的水分，要经常保持土壤湿润。适时除草和培土。

5．采收加工：留种植株，当叶子全部枯萎，种子已成熟时，即采收留种。苗高5～6寸时可收割一次叶子，至八月以后再割一次叶，收下晒干供药用。霜降以后当叶片枯萎时，刨其根，经过晾晒干后供药用。

黄　　蓍

黄蓍（又名东北黄蓍）为豆科多年生草本。株高3.5～5尺左右，由根茎抽出数个地上枝。奇数羽状复叶。总状花序，蝶形花淡绿色。荚果下垂，形似膀胱。根供药用，能补气壮脾，固表止汗、利尿、排脓。

1949

新 中 国
地 方 中 草 药
文 献 研 究
(1949—1979年)

1979

栽 培 方 法

1. 黄蓍为深根系植物，生长二年的黄蓍，根系扎得很深，抗旱力强。野生多在干燥草原及向阳坡地，故栽培时应选阳光充足，排水良好，土层深厚的砂质壤土，微碱性或中性，稍有坡度为宜。

黄蓍主根发达，喜肥性强，故播前深翻土地3尺，分层施基肥（施厩肥或牛羊粪为佳），然后耙平打垅，行距1～1.5尺。

2. 繁殖：种子繁殖。

3. 播种：播种时间在早春4月或秋季10月。穴播，每亩播种量2～2.5斤，覆土1～1.5寸，镇压。

4. 田间管理：苗高2～3寸间苗，株距4～5寸，注意除草和防虫害。

5. 采收加工：（一）采根：黄蓍一

— 186 —

般生长二年挖采，在缺乏种子情况下最好三年以后采挖。秋天黄蓍可在下进行采挖，挖出洗去泥土，晒干即为成品。

（二）采籽：黄蓍生长第一年种子细小易秕，为了得到良种，于第一年早期掐去花蕾，使植株生长健壮，至2～3年秋末种子近成熟时采收即可。

莨菪

莨菪（又名天仙子）为茄科一年生草本。株高2～2.5尺，全株有腺毛带有粘性。七月间开黄色漏斗形花，带有紫色脉纹。果实为壶形的蒴果，种子扁圆形，浅褐色。其叶和种子均供药用，为镇痉、镇痛药。

栽培方法

1. 莨菪对气候条件要求不严，南方

1949

新 中 国
地 方 中 草 药
文 献 研 究
(1949—1979年)

1979

或东北均可栽培，但在温暖气候下生长更好，适合种在排水良好，土质肥沃的砂质壤土地，湿洼涝地不宜种植。盐碱地也不适合。

2．繁殖：种子繁殖。

3．播种：一般作3尺宽的高畦，在畦上开两条浅沟条播，行距6～8寸，盖土4至5分，稍镇压。每亩用种子半斤左右。

秋播9月下旬前后，春播宜早播，化冻即可下种。因种子萌发较慢，播前可将种子水泡1～2天。

4．田间管理：长出2～3片真叶时即第一次间苗，留株距1～2寸，长出5、6片真叶时第二次间苗，株距留半尺左右。松土和除草在第一次间苗之后适当进行，一般铲趟三次左右即可。

5．采收加工：采收叶子在植株快要

开花或叶片成熟时，**陆续从基部向上采**摘叶子。留作种子的植株叶子**适当少采**，以免影响种子成熟。如果采收种子**则在九**月中下旬，植株大部枯萎时，割下全部植株，通风处晒干（种子后熟需 5～7 天），脱粒，筛去残渣，扬去泥土即可备用。

6. 附注：莨菪在幼苗时期土地宜湿润，如遇天旱时可适当浇水。东北地区春季多干旱，不易出苗，而且采收时又遇雨季，不易干燥。因此可在 5 月中下旬进行夏播。

曼 陀 罗

曼陀罗（又名洋金花）为茄科一年生草木。株高 3～4 尺。单叶互生。花白色漏斗状。蒴果，密生短刺，种子圆形，淡褐色或灰黑色。花及叶供药用，均为镇

1949

新 中 国
地方中草药
文 献 研 究
(1949—1979年)

1979

咳、镇痛药。

栽 培 方 法

1. 曼陀罗宜种于温暖湿润、排水良好的肥沃壤土或砂质壤土地，一般土壤也可栽培，对土壤要求并不太严格，但不宜在干旱土地栽种。

2. 繁殖：种子繁殖。

3. 播种：多在4月中旬播种。播种时先在整好的垅上开沟，点播，每穴10粒种子左右，株距2.5～3尺，覆土5～6分。

4. 田间管理：当长出二片真叶之后进行第一次间苗，苗高3寸左右第二次间苗，中耕除草三次左右。苗一尺高时要兼作培土，防止倒苗。

5. 采收加工：叶的采收从植株开花时即可不断从茎基向上采收，每隔七天左右采一次。花的采收从植株开花时即可采摘，多在上午花盛开时采收。花、叶采后先阴至半干，再在阳光下晒干备用。

6. 附注：曼陀罗很易栽培，如专要采叶，可在6月上旬播种，8～9月采收，此时雨季已过，容易干燥，叶的质量又好。

蛔蒿

蛔蒿为多年生亚灌木状草本，全株灰白色，叶互生，羽状深裂。头状花序，长卵圆形。花蕾中提出山道年，为有效的驱蛔虫药。

栽培方法

1. 蛔蒿对气候条件要求严格，抗寒力较强，最适宜是生长在年平均气温5.3～6℃的地区，月平均低温-19℃，

1949

新　中　国
地方中草药
文献研究
(1949—1979年)

1979

对雨量要求更为严格（年降水 量 为300～400毫米为宜。）喜干旱和日光照 射，所以种植蛔蒿应选稍干燥地区为好。蛔蒿适宜生长于中性或微碱性，地势高干、排水良好的砂质壤土上。

土地选好，前茬收获后，施基肥（施厩肥或堆肥）。深耕要 求 1 ～1.5尺。翌春 3 月打成1.5尺的垅，高 1 尺，以 待 移 植。

2．繁殖：种子繁殖。

种子处理：在有条件的情况下可进行种子处理后播种，没有条件种子不经处理即行播种也可。蛔蒿的种子处理，多用冷冻方法：即将种子放入纱布袋内以清水浸之，放在杯内，于 - 2 ℃的冰箱中冰冻 2 昼夜，取出，拌以细砂播种。经处理的种子，发芽整齐，后期植物生长健壮。

3．播种：蛔蒿种子 很 小，覆土须

— 192 —

浅，在播种后与苗期，**能保持土壤潮湿**
情况下可以直播。但春风大，**又干旱时，**
直播不易保持土壤潮湿，则种子发芽率低
或不发芽。故采取育苗方法较为保靠。

直播：解冻后整地、整好后即可播
种。可在垅上条播，也可在畦内撒播，一
般每亩用种子1.5～2两种子。覆土以盖
住种子为限，不可过厚，否则影响出芽。

育苗播种：多是在温室内，用发芽盘
进行。3月份开始育苗，主要注意覆土不
宜深，并应注意防止幼苗突长，保持土壤
湿度等。

4．田间管理：直播的蛔蒿，苗高2
寸左右，开始分期间苗，使株距1尺左右
为宜。育苗播种的蛔蒿当苗高2寸时可进
行移栽，先在垅上开穴，株距1尺为宜，
选择阴天、土壤潮湿时进行移栽，栽后当
即浇水，有条件地区也可坐水栽。

1949
新 中 国
地 方 中 草 药
文 献 研 究
(1949—1979年)
1979

5. 采收加工：蛔蒿采收过早或过晚均影响山道年的含量。采收过早，花蕾未发育完全，山道年的含量与产量均低。采收过晚，花开放后，虽产量仍高，但山道年之含量迅速下降，总产量降低。当花蕾饱满，尚未开花时，花蕾变成黄绿色，山道年含量最高。沈阳地区大约在8月下旬至9月上旬。用剪子或镰刀，在离地面15～20厘米处把茎叶割下，晒干后脱下花蕾及叶供提取山道年之用。

薄　荷

薄荷为唇形科多年生草本。茎叶具芳香气味。地下茎白色，长1～2尺。地上茎多直立，高2尺左右，茎四楞。叶披针形对生。夏季在茎上部叶腋开红紫花唇形小花。种子极小，黄褐色，椭圆形。茎叶供药用，为芳香健胃、驱风发汗、解热止痛等。

栽 培 方 法

1. 薄荷是一种喜湿性植物，适应性也很强，全国各地均有栽培，品种较多，东北有野生品种。适合种于肥沃的腐植土和砂壤土地带。一般需充足的阳光照射。

2. 繁殖：薄荷大部分采用地下茎（根茎）繁殖。个别地区采用种子繁殖和扦插繁殖。

3. 种植：四月中上旬将前一年的根茎掘出，选出根茎肥大、节短的新根，切成 2～3 寸的小段，然而栽入已整好地的畦上，按行距 1 尺左右开 1～2 寸深浅沟条栽，株距 5～6 寸，盖土 1～1.5 寸，轻加镇压即可。

4. 田间管理：苗高 2～3 寸时进行第一次除草和松土（不宜过深），以后隔

1949

新 中 国
地 方 中 草 药
文 献 研 究
(1949—1979年)

1979

15～20天可进行一次。为提高产量可适当追肥，每亩可施粪水30挑 或 硫 胺 10～15斤。

5．采收加工：全国各地气候不同，收获时间和次数也各有差异。东北每年可收二次，第一次在7月中下旬，第二次在9月下旬至10月初。一般以叶片变为深绿色而且发亮，基部叶片枯黄或脱落5～6片，上部叶片下垂等为成熟标准。采收时应注意选择晴天地面干燥时节，用镰刀将地上部分割下，晒至8成干时捆成小把，于地上一捆捆堆放整齐，上边盖上木板压紧，一夜后放开再晒至全干。

附录：

二十四节气表及沈阳地区气温表

季节	节气	农历	阳历日期	沈阳气温（℃）
春季	立春	正月节	2月4日或5日	-11.5～-9.0
	雨水	正月中	2月19日或20日	-6.3～-4.4
	惊蛰	二月节	3月5日或6日	-3.0～1.6
	春分	二月中	3月20日或21日	2.0～6.2
	清明	三月节	4月5日或6日	8.1～10.1
	谷雨	三月中	4月20日或21日	11.1～14.1
夏季	立夏	四月节	5月5日或6日	15.7～16.5
	小满	四月中	5月21日或22日	17.4～18.4
	芒种	五月节	6月6日或7日	20.0～22.3
	夏至	五月中	6月21日或22日	23.1～24.3
	小暑	六月节	7月7日或8日	24.3～25.6
	大暑	六月中	7月23日或24日	25.0～25.8
秋季	立秋	七月节	8月7日或8日	25.5～22.8
	处暑	七月中	8月23日或24日	22.0～19.8
	白露	八月节	9月8日或9日	19.0～16.2
	秋分	八月中	9月23日或24日	14.9～13.8
	寒露	九月节	10月8日或9日	11.5～8.1
	霜降	九月中	10月23日或24日	7.3～5.5
冬季	立冬	十月节	11月7日或8日	1.6～-0.8
	小雪	十月中	11月22日或23日	-3.7～-7.2
	大雪	十一月节	12月7日或8日	-8.1～-9.5
	冬至	十一月中	12月22日或23日	-11.8～-12.8
	小寒	十二月节	1月5日或6日	-13.4～-12.6
	大寒	十二月中	1月20日或21日	-13.3～-12.3

1949

新 中 国
地 方 中 草 药
文 献 研 究
(1949—1979年)

1979

东北各地的霜期表

地　　点	平均初霜日　　期	最早初霜日　　期	平均终霜日　　期	最晚终霜日　　期	平无霜均期
齐齐哈尔	9月28日	9月18日	5月5日	5月14日	
哈　尔　滨	9月28日	9月20日	5月7日	5月23日	
长　　　春	9月26日	9月12日	5月3日	5月21日	
沈　　　阳	10月3日	9月15日	5月2日	5月18日	155.9
锦　　　州	10月6日	——	4月17日	——	175.1
大　　　连	11月4日	10月9日	3月31日	4月22日	
牡　丹　江	10月3日	——	5月9日	——	
辽　　　源	10月5日	9月28日	4月21日	5月9日	
四　　　平	9月20日	9月18日	5月7日	5月13日	
开　　　原	9月30日	9月19日	5月1日	5月13日	
熊　　　岳	10月8日	9月21日	4月21日	5月8日	
凤　　　城	10月2日	9月27日	4月28日	5月6日	
朝　　　阳	9月26日	9月17日	4月20日	4月27日	158.2
宽　　　甸	10月4日	9月26日	5月2日	5月6日	157.0
庄　　　河	9月30日	9月25日	4月22日	4月29日	158.0